LE DYNAMOMÈTRE

DANS LA PRATIQUE DU FORCEPS

AU DÉTROIT SUPÉRIEUR

ÉTUDE THÉORIQUE ET RÉSULTATS CLINIQUES

LE DYNAMOMÈTRE

DANS LA PRATIQUE DU FORCEPS

AU DÉTROIT SUPÉRIEUR

ÉTUDE THÉORIQUE ET RÉSULTATS CLINIQUES

PAR

Le Dr Henry RIBES

LYON

IMPRIMERIES RÉUNIES

8, RUE RACHAIS, 8

1908

A Monsieur le Docteur J. TEISSIER

Professeur de clinique médicale à l'Université,
Correspondant national de l'Académie de médecine.

Hommage respectueux.

H. R.

Ce travail est placé sous le haut patronage de M. le professeur Teissier, reconnaissant que nous lui sommes de l'admirable exemple de toute son Action et de toute sa Pensée. Si indigne que nous soyons de juger le médecin, nous le remercions de nous avoir appris l'utilité des méthodes scientifiques, la nécessité de leurs rigueurs; nous le remercions plus encore de nous avoir appris notre rôle de dévouement, d'émotion clairvoyante, et d'avoir, en élargissant les limites de notre esprit, élargi davantage celles de notre cœur. Et son désir sera exaucé : le malade nous devient comme un parent cher, que nous voudrions arracher à la souffrance, à l'affreuse destinée. Le souvenir de notre maître doit nous éviter bien des défaillances, son enseignement bien des déboires; nous lui demandons encore de suivre assez volontiers notre vie pour s'assurer de notre fidélité à ses préceptes.

Nous remercions aussi tous nos maîtres dans les Hôpitaux et à la Faculté, et plus particulièrement M. le professeur Fabre, qui a bien voulu accepter la présidence de notre thèse. Aussi bien, tout lui revient dans ce travail, puisque c'est de lui que nous tenons tout notre savoir dans l'art des accouchements.

Il nous est doux aussi de dédier un peu de nos efforts à nos amis, à tous ceux qui nous ont aimé et compris, à tous ceux qui se sont approchés de nous pour nous aider de leurs conseils et de leur estime.

A notre mère, parce qu'elle fut la meilleure des mères, à notre père, pour sa longue patience et sa constante affection, à notre sœur bien-aimée, en les remerciant de leur réconfortante tendresse, nous demandons de demeu-

rer nos intimes et ayant été nos premiers amis, d'en devenir les meilleurs.

En entreprenant ce travail, notre première pensée fut
d'appeler seulement la discussion sur le forceps au détroit supérieur. Nous voulions tenter la défense de cette
intervention, faire la preuve de sa validité en publiant au
grand complet les résultats de la clinique obstétricale :
mais il n'était pas dans notre plan ni dans nos moyens
de déterminer les conditions, les règles de ce forceps
possible; trop heureux si le détail des observations re-
cueillies eut pu aider à le faire des esprits mieux pré-
parés.

Pour nous, l'application du forceps au détroit supérieur ne semble pas avoir été soumise à des règles assez
précises : il reste trop de confusion dans les indications
comme dans le manuel opératoire, et il importe, dans
l'intérêt du praticien, de remettre d'actualité, d'écrire à
nouveau, après en avoir discuté, un chapitre d'obstétrique, prématurément intitulé : Histoire ancienne.

Cependant, le docteur Trillat, chef de clinique obstétricale, venait de préciser et de mettre au point l'idée de
la limitation de la force et de l'emploi du dynamomètre.
C'était un des principes de Fochier, corrigé par les données de l'expérience, la solution établie d'un problème
délicat et il nous parut important d'en chercher la con-
firmation dans nos résultats déjà recueillis.

Le docteur Trillat nous honore de son amitié, nous lui
devons les meilleurs conseils, les données les plus utiles
de notre instruction médicale, nous lui devrons plus
encore en lui devant tout l'intérêt de ce travail. Voici que
la simple question, primitivement envisagée, s'est trans-
formée en un commencement au moins de solution; voici
que la discussion est non seulement appelée, mais entre-
prise déjà.

INTRODUCTION

En mars 1908, MM. Champetier de Ribes et Bouffe de Sainte-Blaise exposaient à la Société d'Obstétrique et de Gynécologie de Paris, les modalités d'une application de forceps au détroit supérieur et, discutant les résultats de l'intervention, tendaient à faire admettre sa légitimité, voire sa nécessité. Leur démonstration a pour nous, entre tous autres, le rare mérite de remettre en faveur une pratique rigoureusement interdite depuis quelques années et de réagir contre des conclusions, si définitives pour quelques-uns, que toute réfutation leur en paraissait impossible.

Voici les faits résumés :.

Primipare, rachitique. Bassin présentant un rétrécissement antéro-postérieur : concavité du sacrum conservée, P. S. P.=9. Pas de faux promontoire sacré, mais un faux promontoire lombaire très accentué.

Début des douleurs le 30 novembre, la tête est en gauche, très élevée. Rupture des membranes le 2 décembre au matin, la tête descend un peu, inclinée sur son pariétal postérieur et presque fléchie.

Dilatation complète le 4 décembre à 2 heures de

l'après-midi, la malade a un peu de fièvre (37°8); elle est très surmenée, son pouls est rapide (100), ses pommettes rouges, sa langue sèche et son énervement extrême. La tête paraît un peu engagée. Il existe un chevauchement considérable du pariétal antérieur sur le postérieur, la tête s'est défléchie légèrement; toute la partie gauche du crâne paraît enfoncée, mais on ne peut sentir de crépitation de fracture et l'enfant, dont les bruits du cœur se sont un peu accélérés (160), est néanmoins dans un état assez satisfaisant.

« Il faut donc intervenir, disent MM. Champetier de Ribes et Bouffe de Saint-Blaise, dans ces conditions : bassin rétréci ayant fait la preuve de son insuffisance; femme fatiguée, déjà fébrile, ayant l'utérus rempli de méconium; fœtus souffrant, à pouls rapide, ayant un enfoncement du crâne et rendant son méconium. M. Bouffe de Sainte-Blaise pensa qu'une opération sanglante ferait courir à la femme et même à l'enfant des risques très sérieux; comme l'enfant paraissait avoir un volume très peu considérable, il décida, contre les principes, de faire une application de forceps et appliqua l'instrument autant que possible régulièrement, *la branche gauche postérieure un peu en arrière de l'oreille et la branche droite sur la tempe.* L'instrument fut incliné tout à fait en arrière et contre la cuisse gauche, à cause de l'inclinaison de la tête sur le pariétal antérieur et aussi pour obvier au manque de flexion. L'extraction fut on ne peut plus facile; *une traction légère et très courte* fit engager la tête, et l'enfant sortit après quelques minutes, un peu étonné, mais il suffit de désobstruer les voies respiratoires pour qu'il se mît à respirer.

« L'examen de la tête fait immédiatement montrer une asymétrie énorme du crâne : le pariétal droit très bombé est le siège d'une grosse bosse séro-sanguine et chevauche sur le gauche en faisant une saillie d'un centimètre. Quant au pariétal gauche, il est absolument aplati, *à tel point qu'on se demande comment le parenchyme cérébral peut exister autrement qu'en bouillie.*

« Ensuite, il y a un sillon large de 4 centimètres et long de 12, allant de l'angle externe de la fontanelle postérieure au niveau supérieur de l'oreille; il n'existe pas de fracture des os et l'enfant pèse 2 k. 930.

« Diamètre de la tête :

O. F., 12. — Bi. P., 8.5. — S. O. F., 9,5. — Bi. T., 7,5.
O. M., 13. — S. O. B., 9,5. — S. M. B., 9.

« C'est donc un enfant petit, avec une tête très peu ossifiée et très réduite.

« Les suites des couches furent parfaites.

« Aujourd'hui, cinq jours après l'opération, on a encore une asymétrie assez prononcée du crâne, quoique le relèvement des os ait commencé et que la lésion s'est réduite au moins de moitié; mais le bébé ne semble pas avoir autrement souffert, ne crie pas et se nourrit normalement. »

Cette observation appelle une discussion intéressante à reproduire.

Dans le cours de la discussion, MM. Bouffe de Sainte-Blaise et Champetier de Ribes eurent l'occasion de compléter leur remarque : « La seule influence des contractions utérines et d'un travail prolongé a suffi pour produire des lésions considérables que j'ai pu constaté avant l'opération, et je crois que l'état de la femme et celui de l'enfant contre-indiquaient des opérations sanglantes qui auraient peut-être été suivies d'un double insuccès. »

M. Pinard : « Quant à la conduite tenue par M. Bouffe de Sainte-Blaise, je ne puis l'approuver, et dans un cas semblable je ne me serais pas servi du forceps et je n'aurais pas hésité à agrandir le bassin ou à extraire l'enfant par la voie abdominale. »

Et plus loin :

« Je sais très bien qu'une application de forceps faite par notre collègue, M. Bouffe, qui a toute l'habileté voulue, n'est pas très dangereuse; je suis convaincu que si M. Bouffe avait éprouvé des difficultés pour l'extraction de la tête, *il se serait arrêté à temps;* mais ce cas très rare, exceptionnellement heureux, contribuera à tromper nombre de praticiens qui, en présence d'un cas semblable n'hésiteront pas à faire une application de forceps et à *tirer d'une manière dangereuse.* Car malgré ce succès *apparent* et *rare,* une application de forceps faite sur une tête plus ou moins déformée au détroit supérieur est toujours *une mauvaise opération.* »

La réponse de M. Pinard rappelle dans ses grands traits toute la théorie de l'éloquent adversaire du forceps au détroit supérieur : intervention dangereuse parce que demeurent discutables ses indications, imprécises les limites à imposer à la force, incertains les résultats obtenus.

C'est en effet un problème à trop d'inconnues : limite de force, limite de durée, opportunité du moment, et nous reconnaissons volontiers que, dépourvu de moyens de contrôle pratique, privé d'un critère précis, l'accoucheur, à moins d'une habileté opératoire exceptionnelle, ne peut faire qu'une mauvaise intervention.

Toutefois, nous pouvons être surpris par l'irrégulière

inefficacité de cette intervention; nous étonner de dangers si souvent évités malgré leur nombre; nous émerveiller d'une mauvaise opération donnant de si fréquents et de si bons résultats, d'une opération où quelques-uns triomphent sans danger. Et dès lors, nous devons en toute logique soupçonner à l'application du forceps au détroit supérieur des règles peut-être encore obscures et imprécises, subconscientes pour quelques-uns, mais certaines, rigoureuses, indispensables à connaître. Le forceps est possible : l'examen rigoureux des conditions et des résultats cliniques doit nous aider à déterminer dans quels cas, grâce à quels moyens. En tous cas, ce qui a été fait, ne fût-ce qu'une fois, doit pouvoir se refaire; ce qui a réussi doit pouvoir réussir à nouveau.

D'autres entreprendront avec plus de détails l'exposé de chacune des conditions de l'application, en discuteront la nécessité, en définiront les modalités; pour nous, nous prétendons seulement mettre en lumière l'utilité d'un procédé depuis longtemps employé à la clinique obstétricale de Lyon, et capable d'indiquer avec une sensibilité exceptionnelle les limites de la force : nous parlerons de l'emploi du dynamomètre.

CHAPITRE PREMIER

Quelques principes sur l'application du forceps au détroit supérieur.

S'il n'entre pas dans notre idée de préciser toutes les indications du forceps au détroit supérieur, du moins nous paraît-il indispensable d'en envisager les règles générales, quitte à nous abstenir de tout ce qui nous éloignerait de notre sujet.

L'emploi du forceps est indiqué dès que les conditions mécaniques le permettent, si les douleurs ne sont pas en état de terminer l'accouchement, ou du moins de le terminer assez rapidement. Son but est de soustraire au danger la mère et l'enfant : pour cela, ni l'un ni l'autre ne doivent avoir à souffrir de l'emploi de l'instrument. Aussi, exige-t-il des précautions spéciales dans le bassin rétréci. Si autrefois l'utilité mécanique du forceps, dans les rétrécissements du bassin, était évidemment exagérée, on penche au contraire, aujourd'hui, à peindre sous des couleurs trop chargées les inconvénients à redouter de son emploi (1).

(1) Nous faisons dans notre développement de fréquents emprunts à l'œuvre de Litzmann, y ayant trouvé le meilleur de nos principes.

Dans chaque cas particulier, on doit bien examiner toutes les circonstances et peser avec soin le pour et le contre. Plus la mère et l'enfant ont souffert par le fait de l'accouchement, plus on ne doit opérer à l'aide du forceps que dans des conditions mécaniques favorables. Inversement, il y a des cas où l'intégrité de l'enfant et des parties génitales de la mère justifie une tentative de passer par-dessus les difficultés mécaniques. Plus les symptômes d'une asphyxie fœtale sont prononcés et datent de longtemps, plus on doit tenir compte de la santé de la mère et renoncer à temps à une opération dangereuse pour elle.

On pourra voir, à l'examen de nos observations, que le pourcentage de mortalité fœtale est considérable (62,5 %) dans les cas où il y a souffrance de l'enfant au moment de l'intervention.

C'est surtout l'énergie vitale de l'enfant au début de l'opération qui décide du résultat. Moins la respiration fœtale a été troublée jusque-là par l'acte de l'accouchement, plus l'enfant est capable de supporter sans dommage une compression même forte et prolongée, tandis que pour un enfant en état d'*asphyxie*, une pression légère du cerveau peut déjà, après une courte durée, devenir fatale par le ralentissement de la circulation. Par conséquent, l'intérêt de l'enfant exige de ne pas reculer l'opération indiquée, dès que les conditions mécaniques permettent l'emploi du forceps.

Lorsque la vitalité de l'enfant n'est pas compromise au début de l'opération, le danger de l'opération n'est dû qu'à la pression subie par le crâne pendant l'extraction, de la part des parois du bassin. Car la pression du forceps lui-même, s'il est appliqué d'une manière conforme aux circonstances présentées, ne *fait aucun mal* à l'enfant. Il s'agit donc du degré et de l'étendue des difficultés mécaniques. En particulier, par la pression du promontoire, le crâne peut subir pendant l'extraction des lésions considérables, même mortelles, telles qu'une inflexion ou une rupture du pariétal ou du frontal. Mais ces lésions sont parfois produites déjà avant le début de l'opération, ou du moins préparées. Le *modelage* considérable de la tête (tête en haricot dans les bassins aplatis) n'est pas sans s'accompagner de lésions des lamelles osseuses, véritables amorces d'enfoncements ou de fractures.

Les dangers de l'opération pour la mère, dans les cas où le col est *complètement dilaté ou dilatable* résultent de la contusion du canal génital, moins *par* la pression du forceps lui-même (s'il est manié habilement), *que par* celle de la tête que vous tirez plus ou moins violemment à travers le bassin. La grandeur du danger dépend donc, à ce point de vue, d'abord de l'importance et de l'extension de l'obstacle mécanique, en tenant compte de la forme superficielle de l'anneau pelvien et de la dureté du crâne de l'enfant, et, en second lieu, de l'état du canal génital de la mère, du plus ou moins d'intégrité de ses tissus, de la force et de la durée de l'*écrasement* et du tiraillement déjà subi auparavant.

On peut considérer comme remplies, de la part du bassin, les conditions mécaniques pour l'emploi du forceps, quand on a la certitude acquise que l'obstacle à l'accouchement n'est pas trop grand par lui-même, si le crâne a déjà pénétré, sous l'influence des douleurs, dans une position et une attitude favorables, par un grand segment de sa voûte dans le bassin et s'accommode plus ou moins à la forme de ce dernier. *Plus le bassin est étroit et plus il faut que cette condition soit remplie.* Quand la tête est encore dans une position élevée et mobile, il est difficile d'apprécier le rapport de grandeur entre elle et le bassin. Le *forceps saisit moins bien la tête:* fréquemment, celle-ci est mise dans une position défavorable, par rapport au bassin, pendant l'application de l'instrument.

Naturellement, il faut essayer seulement d'employer le forceps, et si l'obstacle se trouve trop grand et surtout si pendant l'opération le pouls fœtal devient plus faible ou plus rare, ou plus irrégulier, il faut s'abstenir de continuer avant que la mère éprouve un grand dommage.

CHAPÎTRE II

L'EMPLOI DU DYNAMOMÈTRE

A. — Instrumentation.

Le forceps, employé communément à la clinique, est le forceps brisé de Pajot, sur lequel sont montées les grandes cuillères de Levret. Le porte-lacs lyonnais de M. Fabre (forceps à branches parallèles) a été quelquefois utilisé.

L'un et l'autre présentent cette disposition identique d'avoir les jumelles perforées à 7 centimètres du bec pour permettre le passage des lacs.

Les tractions, en effet, sont toujours réalisées au moyen de rubans de fil de 1 mètre de long et de 0 m. 015 de largeur, très résistants, faciles à stériliser, qui sont placés au niveau des deux orifices pratiqués dans les jumelles antérieures et postérieures des cuillères. (V. fig. 2.)

Ces lacs sont ensuite noués au niveau de leur chef et soigneusement repérés. Pour éviter de les confondre, on peut faire un double nœud au lac de la branche postérieure. Ces lacs facilitent en tous points les applications élevées; ils permettent une grande liberté d'évolution à la tête, qu'ils entraînent suivant l'axe du bassin; ils per-

mettent les rotations et les inclinaisons et sont d'une
mise en place facile.

Le dynamomètre sera facilement adapté au forceps,
comme nous le verrons tout à l'heure, surtout si l'on
emploie des appareils de Mathieu ou de Collin. L'instrument dont on se sert à la clinique est le dynamomètre de
Mathieu, composé d'un ovale métallique, aux deux extrémités duquel s'exercent les tractions. C'est d'ailleurs
l'instrument habituellement employé pour mesurer la
force des muscles des doigts. Cet instrument est gradué
de deux façons. Une première graduation intérieure
donne les chiffres obtenus par la pression de l'instrument
dans les mains; une deuxième graduation, située en
dehors de la précédente, indique les chiffres obtenus
par la traction aux deux extrémités du grand axe de
l'ovale; c'est cette échelle qui doit être examinée pendant
les applications du forceps (fig. 1 et 2).

Le dynamomètre de Collin est très analogue au précé-
dent et doit donner des résultats identiques.

Ces appareils offrent de grands avantages : d'abord
leur grande simplicité, pas de rouages compliqués, pas
de dispositifs déréglables; ils sont toujours prêts à servir, sans préparatifs. Enfin leur petit volume permet de
les transporter aisément. Leur structure en métal, l'ab-
sence de ressorts, permet de les stériliser sans difficulté.

Il n'en est pas de même des autres variétés de dynamomètres que l'ingéniosité des constructeurs a pu ima-
giner, dynamomètres beaucoup plus précis, infiniment
plus sensibles, mais encombrants et inutilisables.

Le dynamomètre de Mathieu est gradué par cinq kilogrammes, ce qui est bien suffisant pour le genre de trac-

tions auxquelles on se livre; mais pour que les chiffres indiqués aient quelque valeur, il est nécessaire que l'instrument soit vérifié de temps à autre : l'ébullition peut rendre les mesures inexactes. D'ailleurs, chaque dynamomètre a une graduation et une sensibilité propres, et il importe de se servir toujours du même instrument.

La vérification de l'échelle des tractions d'un dynamomètre est très simple, elle doit être réalisée de la façon suivante : l'instrument est attaché par une de ses extrémités à un support résistant; à l'autre extrémité sont suspendus des poids de volume croissant. On note sur l'échelle s'il y a bien correspondance entre les poids suspendus et les chiffres que montrent la graduation.

Il est un point important dans cette manœuvre, et M. Manouvrier insiste beaucoup, dans un article récent, sur la nécessité de cette précaution : il ne faut pas surajouter de nouveaux poids à ceux qui sont déjà suspendus, mais les replacer tous à nouveau quand on change le nombre.

MM. Trillat et Jarricot, qui ont procédé à la vérification du dynamomètre employé depuis plusieurs années à la clinique, sont ainsi arrivés aux résultats suivants :

Poids suspendus au dynamomètre.	Poids indiqués sur l'échelle périphérique du dynamomètre.
5 kilogrammes	0
7 —	0
10 —	5
15 —	10
20 —	15
30 —	25
40 —	35
50 —	45
60 —	50

Comme on le voit, l'instrument donne des chiffres inférieurs de 5 kilogrammes au nombre de poids suspendus; cette différence est régulière de 5 kilogrammes à 45 kilogrammes. A partir de 50, la différence va en s'accentuant et devient de 10 kilogrammes. Il convient donc de majorer sur nos observations de 5 kilogrammes tous les chiffres notés au dynamomètre.

B. — **Disposition de l'appareil. — Rôle de l'opérateur et des aides.**

La mise en place du dynamomètre est très aisée quand on se sert du forceps avec lacs, c'est celle que nous décrirons; mais on conçoit que l'instrument puisse être utilisé avec le forceps à tracteur de Tarnier.

Le forceps est introduit, les manches sont articulés, la prise est vérifiée soigneusement. Les deux bouts de chaque lacs seront noués. L'un des lacs est alors passé dans l'une des extrémités du dynamomètre et les deux lacs réunis l'un à l'autre en faisant passer le nœud de l'un d'entre eux dans la boucle formée par l'écartement des deux chefs noués de l'autre.

Un court ruban de fil, de 20 centimètres de long, est attaché au dynamomètre, et le tracteur fixé par ce moyen (fig. 1 et 2). Le tracteur est une barre métallique de 30 centimètres de longueur, entourée d'un linge stérilisé.

« L'aide est assis sur une chaise très basse, le dos appuyé, les pieds à terre et non sur le rebord du lit; il saisit le tracteur à pleines mains, les paumes dirigées en haut, et tire exclusivement par un mouvement de flexion des bras

« L'opérateur debout, à gauche de la femme, une main
sur l'entablure de l'instrument, l'autre sur le manche
des cuillers, surveille à la fois la direction des tractions,
la force déployée, la progression de la tête fœtale et la
dilatation des parties molles.

« Les tractions sont faites suivant l'axe ombilico-
coccygien, que l'opérateur trace par la pensée : tant que
la tête est au détroit supérieur et dans les parties hautes
de l'excavation, les tractions doivent êtres faites exacte-
ment suivant cet axe.

« La force et la durée des tractions sont également
imposées à l'aide. Une surveillance constante des chiffres marqués par le dynamomètre est nécessaire; l'opérateur seul peut la réaliser. C'est lui qui précisera, suivant l'état de progression de la tête, les chiffres qui
devront être atteints. » (Fabre et Trillat, *loc. cit.*)

L'opérateur garde ainsi toute sa liberté d'action, il
évite la fatigue musculaire qui résulte d'un effort prolongé et souvent pénible; il peut, n'ayant pas les doigts
contaminés, surveiller les phénomènes qui se passent à
l'intérieur des voies génitales.

Il recommandera à l'aide de ne pas faire des tractions
continues, mais d'arrêter son effort toutes les deux minutes pour permettre aux parties molles de glisser sur
l'instrument d'une façon plus régulière.

C. — Chiffres atteints. — Chiffres limites.

Les premiers auteurs qui employèrent le dynamomètre réalisèrent des tractions très puissantes; Fochier
nous a laissé sur ce sujet une étude fort intéressante,

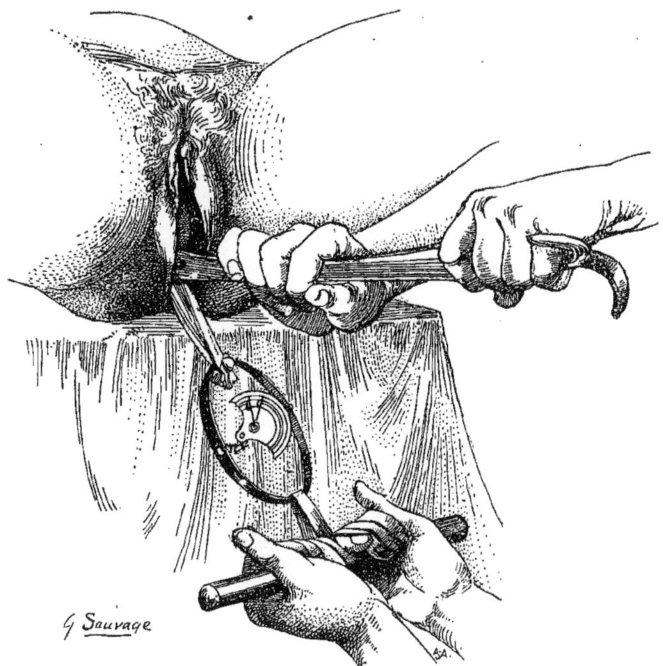

FIG. 1. — L'opérateur placé à gauche surveille la descente de la tête.
L'aide assis sur une chaise basse exerce des tractions sur les lacs.

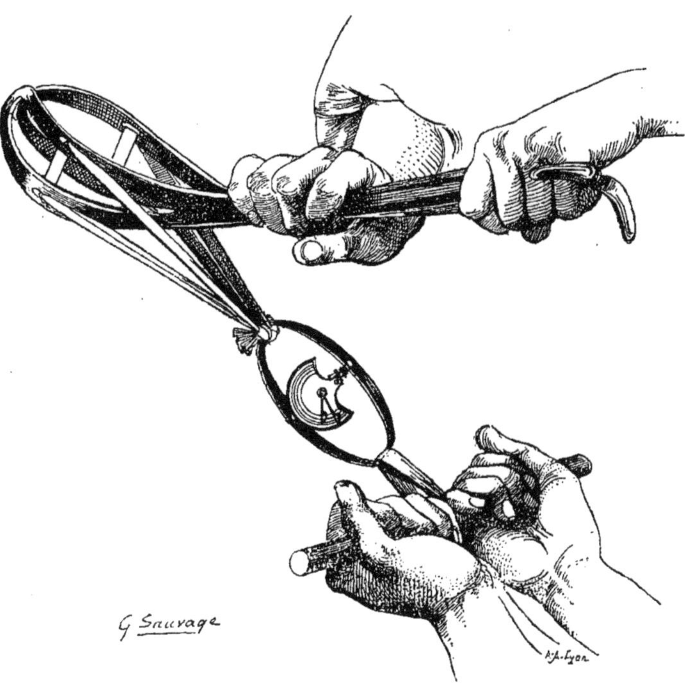

FIG. 2. — Disposition des lacs, leur attache au centre de la figure.

très peu connue, que nous croyons utile de reproduire
en détail.

Limite de la force de traction compatible avec la survie de l'enfant. (Focḥier, *loc. cit.*)

Si l'on arrivait à déterminer d'une façon précise et
rigoureuse le maximum de l'effort de traction compatible
avec la survie de l'enfant, on devrait désormais, une fois
ce maximum atteint, sacrifier l'enfant sans multiplier ou
prolonger des tentatives dangereuses pour la mère.
D'autre part, si ce maximum était, quoique fort élevé,
relativement innocent pour la mère, il faudrait bien se
poser comme une règle absolue la nécessité de l'atteindre
avant de se décider à commettre un meurtre légitime.
Il est aussi évident que la question ainsi posée ne peut
être abordée qu'autant qu'on fera des applications de
la force, rigoureusement comparables entre elles.

Lorsque la traction mécanique fit son apparition en
obstétrique, on crut avoir trouvé un moyen de délimiter
ce maximum, puisque, désormais, on pouvait mesurer
la force mise en jeu pendant l'application du forceps sur
l'enfant vivant. Il fut cependant vite démontré que la
quantité utilisée de cette force était essentiellement va-
riable, non seulement d'après l'appareil employé, mais
aussi avec le même appareil, suivant la position
initiale de la tête ou la situation du forceps. Ainsi, pour
ne prendre que le tracteur, qui a donné lieu au plus
grand nombre d'expériences dynamométriques, le tracteur de Joulin, lorsque dans une application de forceps

au détroit supérieur, les lacs sont passés dans les fenê-
tres des cuillers et se dirigent de là vers la commissure
postérieure de la vulve, une partie de l'effort est employée
à produire un mouvement défavorable de rotation de la
tête autour de la ligne qui réunit le centre des deux cuillères, et en outre, cette portion nuisible de l'effort n'est
jamais une fraction calculable et à peu près constante de
l'effort total.

L'attache des lacs de traction au centre de figure (vers
le milieu des cuillers), de M. Chassagny, a non seulement
supprimé cette portion nuisible de l'effort, mais elle permet d'apprécier avec une approximation suffisante en
pratique la quantité de l'effort utilisé lorsqu'on exerce
cette traction dans des conditions comparables, c'est-à-
dire en lui donnant toujours une direction à peu près
identique.

L'organisme maternel paraît supporter les tractions
plus facilement que l'organisme du nouveau-né. Souvent, en effet, la mère, non seulement survit, mais se
rétablit sans accident sérieux, alors que l'enfant est mort
pendant l'opération, ou meurt dans les premiers jours
de sa naissance. L'organisme de l'enfant est donc un
réactif plus sensible, et c'est le seul qui doive nous préoc-
cuper, puisque la mère supportera toujours sans trop de
dangers les tractions qui ne tueront pas l'enfant. Autrement dit, la valeur numérique des tractions, compatibles
avec la vie de l'enfant, sera toujours inférieure à la valeur de la traction, qui augmenterait pour la mère les
dangers d'une application de forceps. C'est pour cela
que nous ne nous occuperons que de la survie de l'enfant,
l'indemnité pour la mère en étant la conséquence natu-
relle.

Au-dessous de 40 à 50 kilogrammes de traction totale, l'enfant survit généralement, ou du moins sa mort est le plus souvent explicable par quelque accident autre que la traction elle-même, par exemple par la prolongation du travail, le décollement du placenta, ou la compression d'une circulaire du cordon ombilical par le bec des cuillères. Au delà de 50 kilogrammes, l'enfant peut naître vivant, quoique faible, il peut se rétablir et reprendre un peu de vigueur pendant les deux ou trois premiers jours, mais jusqu'ici, ils ont tous succombé au bout de ce temps avec des accidents convulsifs.

Actuellement, les idées ont bien changé, et MM. Fabre et Trillat ont donné comme règle de ne pas dépasser 30 kilogrammes. Nous verrons en effet, d'après nos observations, que c'est au delà de ce chiffre que l'on a le plus souvent des accidents graves, non du côté maternel, mais du côté fœtal.

Il conviendra de ne pas dépasser ce chiffre.

D. — Durée de l'intervention.

La détermination de la durée de l'intervention est très importante à considérer; mais il est impossible de donner des règles précises : tout dépend de la façon dont la tête réagit aux premières tractions. Si la tête amorcée descend, s'engage et paraît pénétrer dans le bassin, on sera autorisé à continuer les tractions, qui pourront ainsi être prolongées longtemps,

Dans quelques-unes de nos observations, les tractions durèrent plus d'une demi-heure et l'enfant ne vint même pas en état de mort apparente.

A ce point de vue, l'état de l'enfant, au moment où l'on intervient, est d'une très grande importance; si les bruits du cœur fœtal vont bien, on peut exercer des tractions longues sans danger.

CHAPITRE III

Observation I

Age : 27 ans.

I-pare.

Date d'entrée à la clinique : 4 janvier 1901.

Date de sortie : 1er mars 1901.

Maladies antérieures : réglée à 14 ans 1/2, règles réguliè
res, mais très douloureuses.

Grossesse actuelle : très bien supportée.

Dernières règles : 1er avril.

Etat du bassin : P.S.P. = 10.

Forme générale : généralement rétréci

Arc antérieur : redressé à gauche.

Sacrum : excavé.

Accouchement. — Début des douleurs provoquées le 11 février 1901.

Rupture de la poche des eaux artificiellement le 20 février,
à 4 heures du soir.

Dilatation complète le 21 février, à 4 heures du soir.

Présentation et position : O.I.D.T. très fléchie.

Intervention : début le 21 février, à 9 heures du matin.

Terminaison le 21 février, à 9 h. 50 du matin.

La tête au détroit supérieur : fixée.

Modalités de l'intervention : accouchement provoqué par
des bougies introduites depuis le 11 février. La tête en
O.I.D.T. au moment de la dilatation complète subit une exagé-

ration de rotation et se trouve en O.I.G.A. au moment de l'application du forceps. La prise est symétrique, la tête descend vite après un engagement sous occipito-bregmatique. Dégagement facile.

L'enfant : garçon.

État à la naissance : étonné ; vite ranimé.

Soins : frictions sèches.

Poids : 2.900 grammes.

Diamètre de la tête : O.F. 11,2 ; B.P. 8,9 ; S.M. 14,4 ; S.O.B. 8,6.

Chevauchements des sutures : pariétal droit sur le gauche, les deux pariétaux sur l'occipital.

Suites de couches : mère et enfant quittent le service en bonne santé.

Observation II

Age : 36 ans.

IV-pare.

Date d'entrée à la clinique : 8 février 1901.

Date de sortie : 6 mars 1901.

Premiers pas à 13 mois.

Antécédents obstétricaux : deux accouchements normaux, le troisième aurait nécessité l'emploi du forceps.

Grossesse actuelle : bien supportée ; varices génitales.

Dernières règles : 10 mai 1900.

État du bassin : P.S.P. = 10,5.

Forme générale : aplati.

Accouchement. — Début des douleurs : 20 février 1901, à 3 heures du matin.

Rupture de la poche des eaux le 20 février, à 9 h. 30 du matin.

Dilatation complète pendant l'intervention.

Présentation et position : O.I.G.A., presque O.P.

Intervention ; début le 20 février, à 1 h. 50 de l'après-midi.

Terminaison à 2 heures du soir, le 20 février.

Force maximum : modérée.

La tête au détroit supérieur : tête fixée.

Modalités de l'intervention : Prise symétrique, descente facile ; la tête étant presque en O.P., la rotation en est simplifiée. Dégagement légèrement en oblique.

L'enfant : fille.

Etat à la naissance : vigoureuse.

Soins : inutiles.

Poids : 3.620 grammes.

Diamètre de la tête : O.F. 12,7 ; B.P. 9,5 ; S.M. 15,5 ; S.O.B. 10.

Chevauchement des sutures : les pariétaux sur les frontaux.

Suites de couches : mère et enfant quittent le service en bonne santé.

OBSERVATION III

Age : 20 ans.

I-pare.

Date d'entrée à la clinique : 27 mars 1901.

Date de sortie : 23 mai 1901.

Premiers pas à 11 mois.

Maladies antérieures : rougeole dans l'enfance, anémie sans aménorrhée.

Grossesse actuelle : assez bonne, nausées sans vomissements ; œdème des petites lèvres.

Dernières règles : 12 juillet.

Remarques : vaginité granuleuse, albumine.

Etat du bassin : promontoire saillant en bec, plutôt bas, médian ; sinus sacro-iliaque pas très large, surtout à droite où il y a projection. P.S.P. 10,8.

Forme générale : bassin aplati.

Accouchement. — Début des douleurs le 27 avril 1901, à 6 heures du soir.

Dilatation complète le 29, pendant l'intervention.

Présentation et position : O.I.G.T., puis O.I.G.P.

Intervention : début le 29 avril, à midi 30.

Terminaison à 1 heure du soir, le 29 avril.

Rupture de la poche des eaux le 28 avril, à 9 h. 20 du matin.

Force maximum : modérée, tractions lentes.

La tête au détroit supérieur : presque fixée, non encore engagée, modérément fléchie.

Modalités de l'intervention : la tête primitivement en G.T., se met pendant la prise très légèrement en G.P., ce qui permet une prise symétrique. L'application a été nécessitée par le ralentissement des douleurs et la position de la tête retenue au détroit supérieur.

L'enfant : garçon.

Etat à la naissance : un peu faible.

Soins : frictions sèches.

Poids : 2.900 grammes.

Diamètre de la tête : O.F. 11,7 ; B.P. 9,5 ; S.M. 11,5 ; S.O.B. 9,3.

Chevauchement des sutures : les pariétaux sur l'occipital et du pariétal gauche sur le droit.

Suites de couches : deux heures après l'intervention, T. 39°,8, redevient normale le lendemain, pour remonter le surlendemain ; lochies fétides, T. maximum 40°,6 ; la malade va à la deuxième infirmerie d'où elle sort guérie le 23 mai.

Enfant bien portant.

OBSERVATION IV

Age : 25 ans.

II-pare.

Date d'entrée à la clinique : 25 avril 1901.

Date de sortie : 24 juin 1901.

Antécédents obstétricaux : réglée à 15 ans régulièrement. Une grossesse douloureuse terminée à la Maternité de Bourg par l'accouchement long, mais sans intervention, d'un enfant vivant.

Grossesse actuelle : très bonne.

Etat du bassin : le promontoire est un peu élevé ; on fait le tour du détroit supérieur sans projection appréciable. P.S.P. 10,4.

Forme générale : bassin aplati.

Accouchement. — Début des douleurs le 10 juin 1901, à 10 heures du matin.

Rupture de la poche des eaux le 10 juin, à 10 heures.

Dilatation complète le 10 juin, à 8 h. 30 du soir.

Présentation et position : O.I.G.A.

Intervention : début le 10 juin, à 8 h. 30.

Terminaison à 9 heures du soir, le 10 juin.

La tête au détroit supérieur : mobile.

L'enfant : garçon.

Etat à la naissance : vigoureux.

Soins : inutiles.

Poids : 3.400 grammes.

Diamètre de la tête : O.F. 13,1 ; B.P. 7,6 ; S.M. 13,2 ; S.O.B. 8,9.

Suites de couches : la T. monte à 38° au lendemain de l'intervention pour redescendre à 37° le surlendemain et s'y maintenir. Mère et enfant quittent le service en bon état.

OBSERVATION V

Age : 23 ans.

III-pare.

Taille : 1 m. 44.

Date de l'entrée à la clinique : 22 octobre 1901.

Date de sortie : 7 novembre 1901.

Maladies antérieures : rougeole en bas âge ; réglée à 17 ans, depuis régulièrement.

Antécédents obstétricaux : premier accouchement le 30 décembre 1898, à terme, d'un enfant qui mourut au bout de dix minutes, et aurait nécessité l'application de forceps ; deuxième accouchement le 1er juillet 1899, à terme, application de forceps, à la clinique, et extraction d'un enfant vivant de 2.935 grammmes.

Grossesse actuelle : bien supportée.

Dernières règles : 20 janvier 1901.

Remarques . beaucoup de varices, col déchiré aux accou chements précédents.

Déformation du squelette : déformation de la face.

État du bassin : P.S.P. = 10.

Forme générale : aplati, généralement rétréci.

Losange de Michaélis :

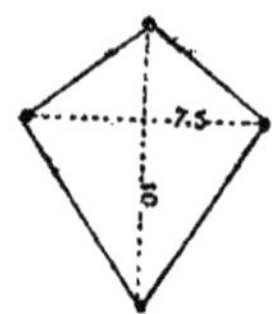

Accouchement. — Début des douleurs le 29 octobre, à 8 heures du matin.

Rupture de la poche des eaux le 28 octobre, dans la nuit.

Dilatation complète pendant l'intervention.

Présentation et position : O.I.G.A.

Intervention : début le 29 octobre, à 8 h. 1/2 du soir.

Terminaison à 9 heures, le 29 octobre au soir.

Force maximum : très faible à cause de l'état du col.

La tête au détroit supérieur : amorcée, assez bien adaptée.

L'enfant : fille.

État à la naissance : un peu étonnée.

Soins : frictions sèches pendant dix minutes.

Poids : 3.290 grammes.

Diamètres de la tête : O.F. 11,1 ; B.P. 9,4 ; S.M. 12,7 ; S.O.B. 9,8.

Chevauchement des sutures : enfoncement en entonnoir du pariétal gauche en arrière.

Suites de couches : température de 38° deux après l'accouchement, mais descente rapide à la normale où elle se maintient. Mère et enfant quittent le service en bon état.

OBSERVATION VI

Age : 17 ans.

I-pare.

Date d'entrée à la clinique : 30 octobre 1901.

Date de sortie : 2 novembre 1901.

Maladies antérieures : néant.

Antécédents obstétricaux : primipare ; réglée à 12 ans, et depuis régulièrement.

Grossesse actuelle : très bien supportée.

Dernières règles : 25 décembre.

Remarques : pas de varices, pas d'œdème, pas de signes de spécificité.

Taille : 1 m. 45.

Déformation du squelette.

Etat du bassin : P.S.P.= 10,5 ; un peu de projection des cavités cotyloïdes, surtout à gauche, ligne innominée saillante, le coccyx revient en avant.

Arc antérieur : notablement redressé.

Accouchement. — Début des douleurs : .

Rupture de la poche des eaux le 15 octobre 1901, à 1 h. 50 du soir.

Dilatation complète à 3 h. 15, le 15 octobre.

Présentation et position : O.I.G.T.

Intervention : début le 15 octobre, à 4 h. 15.

Terminaison à 4 h. 50.

Force maximum : tractions très énergiques.

La tête au détroit supérieur : amorcée.

Modalités de l'intervention : d'énergiques tractions combinées sur les lacs et sur le forceps font progresser lentement la tête après beauoup d'efforts, elle est amenée sous l'arcade pubienne. Le dégagement se fait au forceps sans grande difficulté.

L'enfant : fille.

Etat à la naissance : vigoureuse.

Soins : inutiles.

Poids : 3.320 grammes.

Diamètres de la tête : O.F. 11,9 ; B.P. 10 ; S.M. 14 ; S.O.B. 10,1.

Chevauchement des sutures : le pariétal gauche sur l'écaille de l'occipital et sur le pariétal droit.

Suites de couches : déchirure du périnée n'atteignant pas l'anus ; suture ; pas de température. Mère et enfant quittent le service en bon état.

OBSERVATION VII

Age : 24 ans.

I-pare.

Date d'entrée à la clinique : 17 décembre 1901.

Date de sortie : 4 janvier 1902.

Maladies antérieures : rougeole à 8 ans. Période d'anémie vers 12 ans.

Antécédents obstétricaux : réglée à 14 ans 1/2, et depuis régulièrement.

Grossesse actuelle : vomissements assez fréquents, mais sans gravité.

Dernières règles : 17 mars 1901.

Remarques : la malade est amenée à la clinique pendant le travail.

Etat du bassin :

Forme générale : bassin aplati.

Arc antérieur : à grande courbure.

Accouchement. — Début des douleurs le 17 décembre 1901, à 2 heures du matin.

Rupture de la poche des eaux le 17 décembre, à 6 heures du soir.

Dilatation complète le 17, à 10 heures du soir.

Présentation et position : O.I.G.T., pariétal antérieur.

Intervention : début le 17 décembre, à 11 heures du soir.

Terminaison le 17 décembre, à minuit.

Force maximum : tractions *très* énergiques.

La tête au détroit supérieur : très amorcée.

Modalités de l'intervention : prise mastoïdo-frontale allant de la mastoïde postérieure à la bosse frontale antérieure. Fixation et descente difficiles. Deuxième prise en bas de l'excavation, mais prise bipariétale régulière, dégagement facile sans déchirure du périnée.

L'enfant : garçon.

État à la naissance : vigoureux.

Soins : inutiles.

Poids : 3.900 grammes.

Diamètres de la tête : O.F. 11,7 ; B.P. 9,4 ; S.M. 13,8 ; S.O.B. 9,5.

Chevauchement des sutures : déformation de la tête en haricot.

Suites de couches : température oscillant pendant trois jours entre 37°,5 et 38°,5, pour redescendre ensuite à la normale et s'y maintenir. La mère et l'enfant quittent le service en bon état.

OBSERVATION VIII

Age : 19 ans.

I-pare.

Date d'entrée à la clinique : 26 décembre 1901.

Date de sortie : 7 janvier 1902.

Maladies antérieures : scarlatine à 10 ans.

Antécédents obstétricaux : réglée à 17 ans, irrégulièrement.

Grossesse actuelle : rien de particulier à signaler.

Dernières règles du 6 au 8 mars 1901.

Remarques : vaginite granuleuse.

Promontoire atteingible ; bassin généralement rétréci.

Accouchement. — Début des douleurs le 24 décembre 1901, à 7 heures du soir.

Rupture de la poche des eaux le 25 décembre, à 7 heures du soir.

Dilatation complète le 26 décembre, à 4 h. 30 du soir.

Présentation et position : O.I.D.P.

Intervention : début le 26 décembre 1901, à 4 h. 40 du soir.

Terminaison à 5 h. 05 du soir, le 26 décembre.

Force maximum : faible.

La tête au détroit supérieur : amorcée, mais ne progressant pas.

Modalités de l'intervention : les contractions devenant de plus en plus espacées, on applique le forceps, application mastoïdo-frontale. Descente et rotation faciles ; dégagement malaisé, surtout quand il s'agit des épaules.

L'enfant : fille, ranimée assez rapidement.

État à la naissance : pâle et flasque.

Soins : frictions sèches et bains très chauds.

Poids : 3.700 grammes.

Diamètres de la tête : O.F. 11,4 ; B.P. 9,3 ; S.M. 14,5 ; S.O.B. 9,3.

Chevauchement des sutures : des pariétaux sur l'occipital et sur les frontaux, du frontal gauche sur le droit et du pariétal gauche sur le droit.

Suites de couches : rupture du périnée mesurant 3 centimètres, suture ; température 38°,5 pendant trois jours. L'enfant porte les traces du forceps bien apparentes sur la mastoïde droite et l'angle externe de la paupière gauche.

Mère et enfant quittent le service en bon état.

Observation IX

Age : 25 ans.

I-pare.

Date d'entrée à la clinique : 20 janvier 1902.

Date de sortie : 14 mars 1902.

Premiers pas : de bonne heure.

Maladies antérieures : nombreuses dans l'enfance ; port d'un appareil orthopédique pour redresser les jambes.

Antécédents obstétricaux : réglée à 16 ans et depuis régulièrement.

Grossesse actuelle : normale.

Dernières règles : 26 mai 1901.

Remarques : taille 1 m. 40.

Déformation du squelette : léger genu varum.

Etat du bassin : P.S.P. = 9,6.

Forme générale : bassin aplati.

Arc antérieur : de court rayon, arrondi.

Sacrum : rétréci transversalement.

Accouchement. — Début des douleurs le 27 février, provoquées par l'introduction d'une bougie.

Rupture de la poche des eaux le 1er mars à 10 heures du soir.

Dilatation complète pendant l'intervention.

Présentation et position : O.I.G.A.

Intervention : début le 2 mars 1902, à 7 h. 40 du soir.

Terminaison à 8 h. 15 soir, le 2 mars.

Force maximum : tractions légères.

La tête au détroit supérieur : amorcée, peu fléchie.

Modalités de l'intervention : la tête se fléchit sous l'influence des tractions, s'engage et descend. La tête amenée à la vulve, le dégagement est fait à la main.

L'enfant : garçon.

Etat à la naissance : un peu étonné.

Poids : 2.550 grammes.

Soins : frictions légères et sèches.

Diamètres de la tête : O.F. 10,4 ; B.P. 8,5 ; S.M. 12,2 ; S.O.B. 8,1.

Chevauchement des sutures : du pariétal droit sur le gauche. De l'écaille de l'occipital sur le pariétal sur toute son étendue. La moitié du frontal droit sur le gauche.

Suites de couches : trois jours après l'accouchement, température de 38°,4 pendant vingt-quatre heures, puis 37°,5 un jour ; enfin 37° pour ne plus remonter. La mère et l'enfant quittent le service en bon état.

<h3 style="text-align:center">OBSERVATION X</h3>

Age : 21 ans.

I-pare.

Date d'entrée à la clinique : 4 juin 1902.

Date de sortie : 22 juillet 1902.

Premiers pas à 10 mois, mais peu de temps ; a marché définitivement à partir de 4 ans.

Maladies antérieures : scarlatine et fièvre typhoïde.

Antécédents obstétricaux : réglée à 16 ans et depuis régulièrement.

Grossesse actuelle : assez bien supportée.

Dernières règles : 4 septembre 1901.

Remarques : taille 1 m. 42.

Déformation du squelette : signes manifestes de rachitisme à la face et aux membres ; scoliose très accusée à triple courbure, la principale à convexité gauche au niveau de la cinquième dorsale, première lombaire

Etat du bassin : P.S.P. = 9,2. Promontoire légèrement dévié à droite ; très saillant

Forme générale : déformé par la scoliose.

Mensurations externes : biépineuse, 25 1/2 ; bicrète, 25 1/2; Baudelocque, 17.

Arc antérieur : n'est pas assimilable à une circonférence.

Sacrum : très concave en arrière.

Losange de Michaélis : symétrique. très élevé en hauteur et réduit en largeur ; hauteur = 12, largeur = 8.

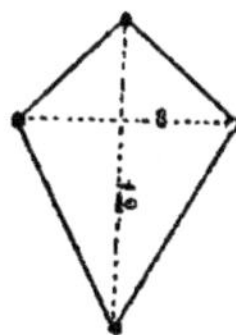

Accouchement. — Début des douleurs le 10 juillet, à 1 heure du matin.

Rupture de la poche des eaux le 10 juillet, à 6 h. 30 du matin.

Dilatation complète à 9 h. 20 du matin, le 10 juillet.

Présentation et position : O.I.G.T., défléchie, pariétal postérieur.

Intervention : début le 10 juillet, à 9 h. 30 du matin.

Terminaison à 10 heures du matin, le 10 juillet.

Force maximum : tractions énergiques.

La tête au détroit supérieur : mobile, fixée par une première prise de forceps.

Modalités de l'intervention : la tête prise en mastoïdo-frontale se fixe et franchit le détroit supérieur sous l'influence de trois tractions énergiques sur les lacs. Dans l'excavation, on fait une deuxième prise, symétrique celle-là, et l'intervention se termine aisément.

L'enfant : fille, ranimée après trois quarts d'heure.

Etat à la naissance : mort apparente.

Soins : frictions et bains chauds ; respiration artificielle.

Poids : 2.070 grammes.

Diamètres de la tête : O.F. 10,6 ; B.P. 7,5 ; S.M. 13,5 ; S.O.B. 9,5.

Chevauchement des sutures : les pariétaux sur les frontaux.

Suites de couches : température de 38°,6 sept jours après

l'intervention, mais elle retombe immédiatement à la normale. La mère et l'enfant sortent en bon état.

OBSERVATION XI

Age : 20 ans.

II-pare.

Date de l'entrée à la clinique : 27 juillet 1902.

Date de la sortie : 6 août 1902.

Maladies antérieures : rachitisme infantile.

Antécédents : réglée à 12 ans, règles douloureuses. Une fausse couche de trois mois.

Grossesse actuelle : bien supportée.

Dernières règles : fin octobre.

Remarques : pas de signes de spécificité.

Déformation du squelette : déformation des membres inférieurs peu accusée.

Etat du bassin : P.S.P. = 9,8.

Forme générale : aplati.

Arc antérieur : assez bon.

Sacrum : un peu convexe transversalement, mais concave en hauteur.

Accouchement. — Début des douleurs dans la nuit du 26 au 27 juillet 1902.

Rupture de la poche des eaux : jeudi 24 juillet 1902, à 10 heures du matin.

Dilatation complète : 27 juillet, à 9 heures du soir.

Présentation et position : O.I.G.T., pariétal antérieur.

Intervention : début le 27 juillet, à 9 h. 30 du soir.

Terminaison à 10 heures du soir, le 27 juillet.

Force maximum : tractions très énergiques.

La tête au détroit supérieur : amorcée.

Modalités de l'intervention : prise mastoïdo-frontale, après trois tractions énergiques, la tête s'engage et descend brusquement. On désarticule et on fait une nouvelle prise symétrique avec les petites cuillers.

L'enfant : garçon.

Etat à la naissance : faible.

Soins : bains chauds.

Poids : 2.620 grammes.

Diamètres de la tête : O.F. 11,2 ; B.P. 8,4 ; S.M. 12,2 ; S.O.B. 9,4.

Chevauchement des sutures : du pariétal droit sur le gauche.

Suites de couches : la température s'élève à 38°,3 deux jours après l'intervention, pour redescendre le lendemain vers 37° et s'y maintenir. La mère et l'enfant sortent en bon état.

Observation XII

Age : 30 ans.

I-pare.

Date de l'entrée à la clinique : 20 août 1902.

Date de sortie : 18 octobre 1902.

Maladies antérieures : fièvre typhoïde à 27 ans.

Antécédents : réglée à 11 ans et depuis régulièrement.

Grossesse actuelle : bonne ; pas de vomissements ; œdème intermittent.

Dernières règles : 27 novembre.

Remarques : pas de signes de spécificité.

Etat du bassin : P.S.P. = 11 ; promontoire bas.

Forme générale : légèrement aplati.

Arc antérieur : bon.

Accouchement. — Début des douleurs le 21 septembre 1902, à 2 heures du matin.

Rupture de la poche des eaux : 23 septembre, à 2 heures du soir.

Dilatation complète à 2 heures du soir, le 23 septembre.

Présentation et position : O.I.G.T.

Intervention : début le 23 septembre, à 4 heures du soir.

Terminaison à 5 heures du soir, le 23 septembre.

Force maximum : tractions énergiques par *trois* opérateurs.

La tête au détroit supérieur : à peine amorcée.

Modalités de l'intervention : dystocie par excès de volume de l'enfant dans un bassin légèrement rétréci. Tête très dure et ossifiée, modelage insignifiant ; les tractions sur les lacs sont très énergiques et prolongées.

L'enfant : fille.

État à la naissance : vigoureuse.

Soins : inutiles.

Poids : 3.770 grammes.

Diamètres de la tête : O.F. 12,1 ; B.P. 9,5 ; S.M. 14 ; S.O.B. 9,6.

Chevauchement des sutures : très accusé des pariétaux sur l'occipital, sur les frontaux, et du pariétal droit sur le gauche.

Suites de couches : déchirure du vagin et du périné ; restauration immédiate. Pas de température. L'enfant bien portant.

OBSERVATION XIII

Age : 17 ans.

1-pare.

Date de l'entrée à la clinique : 1er septembre 1902.

Date de sortie : 27 octobre 1902.

Maladies antérieures : bronchite à 6 ans.

Antécédents obstétricaux : réglée à 13 ans et depuis régulièrement.

Grossesse actuelle : assez bien supportée ; quelques vomissements sans gravité.

Dernières règles : fin décembre 1901.

Remarques : vaginite granuleuse.

État du bassin : promontoire atteignible.

Forme générale : généralement rétréci.

Arc antérieur : à rayon moyen.

Accouchement. — Début des douleurs :

Rupture de la poche des eaux : artificielle, le 11 octobre, à 11 h. 15 du matin.

Dilatation complète à 7 heures du soir, le 11 octobre.

Présentation et position : O.I.D.P.

Intervention : début le 11 octobre 1902, à 9 heures du soir.

Forceps excessivement laborieux.

Force maximum : tractions prolongées, mais sans trop de vigueur.

La tête au détroit supérieur : mobile, modérément fléchie, sans tendance à la fixation.

Modalités de l'intervention : le forceps appliqué sur la tête en O.I.D.P. la fait se fléchir, mais ne réussit d'abord pas à la fixer ; enfin, après une demi-heure de tractions soutenues, la manœuvre combinée amène l'engagement de la tête, puis la descente. En bas de l'excavation, on ramène doucement la tête en O.I.D.T. par un prudent mouvement de rotation. Nouvelle prise classique : le dégagement est encore malaisé.

L'enfant : garçon.

État à la naissance : rapidement ranimé.

Soins : frictions sèche, tête en bas.

Poids : 3.790 grammes.

Diamètres de la tête : O.F. 11,4 ; B.P. 9,5 ; S.M. 13,8 ; S.O.B. 9.

Chevauchement des sutures : pariétaux sur occipital et sur frontaux ; pariétal droit sur le gauche et frontal gauche sur le droit.

Suites de couches : sans incidents pour la mère et pour l'enfant.

OBSERVATION XIV

Age : 31 ans.

V-pare.

Date d'entrée à la clinique : 27 novembre 1902.

Date de sortie : 7 décembre 1902.

Maladies antérieures : rhumatisante depuis l'âge de 14 ans; cardiaque.

Antécédents obstétricaux : quatre accouchements : deux normaux ; le troisième ayant nécessité une intervention ; quatrième, fausse-couche de deux mois (décembre 1901).

Grossesse actuelle : anémie assez prononcée.

Dernières règles : 15 mars.

Remarques : facies tiré, yeux excavés, épuisement nerveux.

Déformation du squelette : taille moyenne, sans signe de rachitisme.

Etat du bassin : P.S.P. = 10,3

Forme générale : bassin aplati.

Arc antérieur : à grand rayon.

Sacrum : légèrement redressé.

Accouchement. — Début des douleurs le 23 novembre, à 6 heures du soir.

Rupture de la poche des eaux le 26 novembre, à 1 heure du soir.

Dilatation complète : 27 novembre, à 9 heures du matin.

Présentation et position : O.I.D.T., pariétal postérieur.

Intervention : début le 27 novembre, à 9 h. 15 du matin.

Terminaison à 9 h. 35 du matin, le 27.

Force maximum : 12 kilos.

La tête au détroit supérieur : amorcée.

Modalités de l'intervention : prise mastoïdo-frontale, les tractions amènent la tête au bas de l'excavation toujours en transverse, mais notablement fléchie. On fait une nouvelle application avec les petites cuillers et après la rotation le dégagement se fait avec facilité.

L'enfant : garçon.

Etat à la naissance : un peu étonné.

Soins : frictions sèches.

Poids : 3.240 grammes.

Diamètres de la tête : O.F. 12 ; B.P. 9,8 ; S.M. 13,3 ; S.O.B. 10,3.

Chevauchement des sutures : pariétal droit sur le gauche, pariétal droit sur le frontal et en arrière sur l'occipital.

Suites de couches : le soir de l'intervention, température 38° qui redescend le lendemain à la normale et s'y maintient.

La mère et l'enfant sortent en bon état.

OBSERVATION XV

Age : 45 ans.

V-pare.

Date d'entrée à la clinique : 28 novembre 1902.

Date de sortie : 7 décembre 1902.

Maladies antérieures : néant.

Antécédents obstétricaux : quatre accouchements longs, mais normaux et sans intervention ; trois enfants sont morts en bas âge, le quatrième est bien portant. Règles irrégulières.

Grossesse actuelle : bien supportée.

Dernières règles : date inconnue par suite de l'irrégularité de la menstruation.

Etat du bassin : P.S.P. = 10,5.

Forme générale : légèrement aplati.

Accouchement. — Début des douleurs le 28 novembre, vers 4 heures du matin.

Rupture de la poche des eaux : la malade ne s'est pas aperçue de la rupture des membranes.

Dilatation complète vers 2 heures, le 28 novembre.

Présentation et position : O.I.D.T., pariétal antérieur.

Intervention : début le 28 novembre, à 3 heures du soir.
Terminaison à 3 h. 50, le 28 novembre.

Force maximum : non mesurée ; tractions de longue durée.

La tête au détroit supérieur : amorcée, mais retenue, ne progresse pas.

Modalités de l'intervention : prise mastoïdo-frontale: mastoïde gauche et frontal droit. Les tractions directes n'amenant rien, on pratique les manœuvres combinées, tirant à la fois sur les lacs et sur l'entablure du forceps en bas et en arrière. Longuement, malaisément, la tête est amenée à la vulve.

L'enfant : garçon, mort au bout de dix minutes.

Etat à la naissance : faible, cyanosé, flasque.

Soins : frictions, tête en bas, bain à 40°.

Poids : 4,090 grammes.

Diamètres de la tête : O.F. 11,8 ; B.P. 9,7 ; S.M. 14,3 ; S.O.B. 9,7.

Chevauchement des sutures : pariétaux sur l'occipital. Pariétal droit sur le gauche. *Enfoncement avec fracture du frontal gauche.*

Suites de couches : sans incidents pour la mère.

OBSERVATION XVI

Age : 30 ans.

I-pare.

Date d'entrée à la clinique : 23 février 1903.

Date de sortie : 29 mars 1903.

Maladies antérieures : arthrite du bras gauche, à 25 ans.

Antécédents obstétricaux : réglée à 20 ans et très irrégulièrement.

Grossesse actuelle : quelques vomissements au début, constipation opiniâtre.

Dernières règles : fin mai 1902.

Déformation du squelette : non signalées.

Etat du bassin : **P.S.P.**=11,5.

Forme générale : rétrécissement transversal ; asymétrie assez nette.

Arc antérieur : mauvais par redressement des régions cotyloïdiennes.

Losange de Michaélis : parfaitement régulier.

Accouchement. — Début des douleurs le 9 mars 1903, à 10 heures du matin.

Rupture de la poche des eaux le 8 mars.

Dilatation complète pendant l'intervention.

Présentation et position : O.I.D.P.

Intervention : début le 12 mars, à 10 heures du soir.

Terminaison à 11 heures du soir, le 12 mars.

Force maximum : 30 kilos.

La tête au détroit supérieur : mobile.

Modalités de l'intervention : le forceps appliqué, la tête s'engage et descend sans ressaut, le bassin paraissant être rétréci de haut en bas. On fait la rotation à l'aide des tractions divergentes. Une seconde application est nécessaire pour achever la descente. Le dégagement est fait à la main.

L'enfant : garçon ; ranimé et mis en couveuse.

Etat à la naissance : mort apparente.

Soins : frictions sèches, bain chaud, couveuse.

Poids : 2.220 grammes à la naissance.

Diamètres de la tête : O.F. 11 ; B.P. 9,4 ; S.M. 13 ; S.O.B. 9.

Suites de couches : l'enfant, mis en couveuse, reprend rapidement des forces et son poids, à la date du 29 mars, est de 2.600 grammes. La mère n'a pas de température.

OBSERVATION XVII

Age : 20 ans.

I-pare.

Date d'entrée à la clinique : 26 mai 1903.

Date de sortie : 13 juin 1903.

Antécédents : réglée à 15 ans et depuis régulièrement.

Grossesse actuelle : douleurs violentes dans le ventre pendant les trois derniers mois de la grossesse.

Dernières règles : 24 juillet 1902.

Remarques : la malade n'est entrée à la Maternité que peu avant la rupture des membranes.

Etat du bassin : P.S.P. = 11.

Forme générale : généralement rétréci.

Accouchement. — Début des douleurs le 23 mai, à 8 heures du matin.

Rupture de la poche des eaux le 26 mai, à 4 heures du matin.

Dilatation complète le 26 mai, à 7 heures du matin.

Présentation et position : O.I.G.T., très fléchie.

Intervention : début le 26 mai, à 9 h. 10 du matin.

Terminaison à 9 h. 40 du matin, le 26 mai.

Force maximum : 30 kilos, sur les lacs.

La tête au détroit supérieur : en contact avec le bassin et arrêtée par lui.

Modalité de l'intervention : la prise mastoïdo-frontale n'a pu être effectuée, la tête est prise à peu près symétriquement et maintenue en transverse. Ce n'est que sous l'influence *des tractions combinées* que la tête s'engage. La descente et le dégagement sans incident.

L'enfant : garçon, non ranimé ; le cœur cesse de battre après dix minutes.

Etat à la naissance : mort imminente.

Soins : frictions sèches, puis bain chaud.

Poids : 2.850 grammes.

Diamètres de la tête : O.F. 11,8 ; B.P. 9,7 ; S.M. 14 ; S.O.B. 9,5.

Chevauchement des sutures : les pariétaux sur l'occipital, et le pariétal gauche sur le droit.

Suites de couches : l'enfant présente une fracture du frontal droit très anormale ; toute la bosse pariétale s'est déprimée en masse sans se fracturer elle-même et a passé sous le rebord sourciller en faisant sauter un pont transversal de substance osseuse entièrement détaché et que l'on peut mobiliser sous la peau. La température de la mère monte, deux jours après l'intervention, à 39°,5, pour redescendre aussitôt.

Observation XVIII

Age : 32 ans.

I-pare.

Date d'entrée à la clinique : 4 juin 1903.

Date de sortie : 26 juin 1903.

Maladies antérieures : diphtérie à 20 ans.

Antécédents : réglée à 16 ans, et depuis régulièrement ; jamais de fausse couche.

Grossesse actuelle : bien supportée.

Dernières règles : 20 septembre 1902.

Remarques : pas de signes de rachitisme ; pas de signes de spécificité.

Déformation du squelette : pas de déformations.

Etat du bassin : P.S.P. = 11,2.

Forme générale : généralement rétréci.

Arc antérieur : à court rayon.

Accouchement. — Début des douleurs le 6 juin, à minuit.

Rupture de la poche des eaux le 4 juin, à 10 heures du matin.

Dilatation complète le 7 juin, à 10 heures du soir.

Présentation et position : O.I.G.A.

Intervention : début le 7 juin, à 8 h. 45 du soir.

Terminaison à 10 heures du soir, le 7 juin.

Force maximum : ? faible.

La tête au détroit supérieur : amorcée.

Modalités de l'intervention : prise à peu près symétrique. L'engagement et la descente sont malaisés, le dégagement pénible.

L'enfant : garçon.

État à la naissance : vigoureux.

Poids : 4.090 grammes.

Diamètres de la tête : O.F. 12 ; B.P. 9,4 ; S.M. 14,6 ; S.O.B. 9,5.

Chevauchement des sutures : des pariétaux sur l'occipital et les frontaux.

Suites de couches : déchirure du vagin, suturée immédiatement ; pas de température. Mère et enfant sortent en bon état.

OBSERVATION XIX

Age : 38 ans.

II-pare.

Date d'entrée à la clinique : 8 septembre 1902.

Date de sortie : 28 septembre 1902.

Premiers pas à ?

Maladies antérieures : abcès ganglionnaires.

Antécédents obstétricaux : un accouchement prématuré à huit mois, à la Maternité de la Charité, le 26 avril 1893. L'enfant pèse 2.550 grammes ; a vécu cinq jours.

Grossesse actuelle :

Dernières règles : 8 au 10 janvier 1902.

Déformation du squelette : scoliose dorsale à convexité droite. Taille, 1 m. 19.

État du bassin : P.S.P. = 9,5.

Forme générale : aplati généralement rétréci.

Arc antérieur : à moyenne courbure.

Accouchement. — Début des douleurs le 13 septembre 1902 (accouchement provoqué).

Rupture de la poche des eaux le 14 septembre, à 6 heures du soir.

Dilatation complète pendant l'intervention.

Présentation et position : O.I.D.T.

Intervention : début le 15 septembre, à 10 heures et demie du matin.

Terminaison à 11 heures.

Force maximum : non déterminée, mais faible.

La tête au détroit supérieur : amorcée.

Modalités de l'intervention : la tête est en O.I.D.P., fléchie, sans inclinaison latérale. Prise mastoïdo-frontale. Engagement et descente de la tête faciles

L'enfant : garçon.

Etat à la naissance : vigoureux.

Poids : 2.660 grammes.

Diamètres de la tête : O.F. 11 ; B.P. 8,8 ; S.M. 13 ; S.O.B. 8,6.

Chevauchement des sutures : des pariétaux sur l'occipital et les frontaux ; du pariétal gauche sur le droit.

Suites de couches : bonnes. Mère et enfant sortent en bon état.

OBSERVATION XII

Age : 41 ans.

I-pare.

Elevée au sein par une nourrice.

Date d'entrée à la clinique : octobre 1903.

Date de sortie : le 23 novembre 1903.

Premiers pas à 18 mois.

Maladies antérieures : fièvre typhoïde à 22 ans.

Antécédents obstétricaux : réglée à 12 ans, et depuis ré gulièrement ; pas de fausse-couche.

Grossesse actuelle : quelques vomissements sans gravité. Douleurs dans la fosse iliaque gauche.

Dernières règles : fin janvier.

Déformation du squelette : bosses frontales accusées ; prognathisme du maxillaire supérieur ; voûte palatine très ogivale, mais courte ; incurvation des tibias ; gracilité de tout le squelette.

État du bassin : P.S.P. = 10,2.

Forme générale : aplati.

Arc antérieur : à grand rayon.

Sacrum : redressé.

Accouchement. — Début des douleurs le 6 novembre, à 5 heures du soir.

Rupture de la poche des eaux le 7 novembre, à 5 heures du matin.

Dilatation complète le 7 novembre, à 5 heures du soir.

Présentation et position : O.I.G.T.

Terminaison de l'accouchement à 8 h. 20 du soir, le 7 novembre.

La tête au détroit supérieur : fixée, mais retenue.

Modalités de l'intervention : ? On ne retrouve aucun renseignement sur l'intervention.

L'enfant : fille.

État à la naissance : vigoureuse.

Poids : ?

Diamètres de la tête : O.F. 11,2 ; B.P. 8 ; S.M. 12,6 ; S.O.B. 8,3.

Chevauchement des sutures : pariétal droit sur le gauche.

Suites de couches : le troisième jour après l'intervention, la malade a une température de 37°,8, qui monte même, au cinquième jour, à 38°, pour redescendre progressivement. Au douzième jour, la malade qui n'a plus de température, présente des œdèmes des membres inférieurs, sans albumine ; au cœur, premier bruit soufflé et traînant, sourd. Elle sort le 23 en bonne santé. Enfant en bon état.

Observation XXI

Age : 39 ans.

V-pare.

Date d'entrée à la clinique. : 20 janvier 1904.

Date de sortie : le 22 février 1904.

Premiers pas à 13 mois.

Antécédents obstétricaux : deux accouchements normaux; les deuxième et troisième ont nécessité l'emploi du forceps (Cf. obs. II, année 1901).

Grossesse actuelle : varices génitales énormes.

Dernières règles : 23 avril.

Forme générale du bassin : aplati. P.S.P. = 10,5.

Accouchement. — Début des douleurs le 4 février, à 1 heure du matin.

Rupture de la poche des eaux le 4 février, à 7 heures du matin.

Dilatation complète à 8 h. 15, le 4 février.

Présentation et position : O.I.G.A., pariétal antérieur.

Intervention : début le 4 février 1904, à 9 h. 25 du matin.

Terminaison à 9 h. 50 du matin, le 4 février.

Force maximum : 20 kilos.

La tête au détroit supérieur : amorcée.

L'enfant : garçon.

Etat à la naissance : vigoureux.

Poids : 4.000 grammes.

Diamètres de la tête : O.F. 12, avant le redressement du frontal ; B.P. 10,4 ; S.M. 14 ; S.O.B. 9,5.

Chevauchement des sutures : enfoncement du frontal gauche, facilement redressé.

Suites de couches : l'enfant ne présente pas de signes de paralysie faciale et se porte bien. La mère a, le surlendemain de l'intervention, des frissons et de la fièvre. La température se maintient deux jours à 38°,2, puis redescend à la normale.

Enfant en bon état.

Observation XXI

Age : 30 ans.

III-pare.

Date d'entrée à la clinique : 2 février 1904.

Date de sortie : 18 février 1904.

Maladies antérieures : rougeole dans l'enfance ; réglée à 10 ans et très douloureusement ; rhumatisme ; affection mitrale.

Antécédents obstétricaux : premier accouchement, deux jumeaux, à terme, sans intervention ; deuxième accouchement, extraction par le siège d'un enfant qui mourut pendant le travail.

Grossesse actuelle : vomissements les trois premiers mois.

Dernières règles : commencement mai.

Remarques : femme de petite taille, mais bien conformée.
Etat du bassin : P.S.P. = 11.

Forme générale : aplati.

Arc antérieur : assez bon.

Sacrum : redressé.

Accouchement. — Début des douleurs le 2 février, à 8 heures du matin.

Rupture de la poche des eaux, artificielle, à 7 h. 35 du soir, le 2 février.

Dilatation complète le 2 février, à 7 heures du soir.
Présentation et position : O.I.D.P.

Intervention : début à 9 h. 30 du soir, le 2 février
Terminaison à 9 h. 55 du soir, le 2 février.

Force maximum : faible.

La tête au détroit supérieur : fixée.

Modalités de l'intervention : anesthésie à l'éther, à cause de l'état du cœur ; prise mastoïdo-frontale ; extraction facile.

L'enfant : garçon.

Etat à la naissance : vigoureux.

Poids : 3.070 grammes.

Diamètres de la tête : O.F. 11,1 ; B.P. 9,4 ; S.M. 13,3 ; S.O.B. 9,1.

Chevauchement des sutures : occipital sur les pariétaux.

Suites de couches : le 6 février, la mère a une crise de suffocation avec toux. Elle sort le 18 février en excellente santé, ainsi que son enfant.

<h3 style="text-align:center">OBSERVATION XXII</h3>

Age : 18 ans.

I-pare.

Date d'entrée à la clinique : 18 février 1904.

Date de sortie : 26 mars 1904.

Premiers pas à 1 an.

Maladies antérieures : rougeole dans l'enfance.

Antécédents obstétricaux : réglée à 12 ans ; règles irrégulières et douloureuses.

Grossesse actuelle : vomissements fréquents, sans caractère grave.

Dernières règles : du 15 au 20 mai 1903.

Etat du bassin : P.S.P. $= 10,8$.

Forme générale : généralement rétréci, triangulaire.

Arc antérieur : symétrique, déformé (forme triangulaire).

Accouchement. — Début des douleurs, provoquées par la bougie, le 15 mars, à 10 heures du matin.

Rupture de la poche des eaux le 15 mars, à midi.

Dilatation complète le 17 mars, à 2 h. 45 du soir.

Présentation et position : O.I.D.T., assez fléchie.

Intervention : début le 17 mars 1904, à 3 h. 30 du soir.

Terminaison à 3 h. 40 le 17 mars.

Force maximum : tractions fortes.

La tête au détroit supérieur : fixée ; la souffrance de l'enfant nécessite l'intervention.

Modalités de l'intervention : descente assez malaisée ; la tête descend en oblique et se dégage de même.

L'enfant : garçon.

Etat à la naissance : faible, cyanosé.

Soins : frictions, bain chaud.

Poids :

Diamètres de la tête : O.F. 11 ; B.P. 7,9 ; S.M. 14,2 ; S.O.B. 8,7.

Chevauchement des sutures : les pariétaux sur l'occipital et les frontaux.

Suites de couches : l'enfant présente des traces de forceps sur la bosse frontale gauche. La mère n'a pas de déchirure du périnée, pas de température.

OBSERVATION XXIV

Age : 23 ans.

I-pare.

Date d'entrée à la clinique : 27 octobre 1904.

Date de sortie : le 24 décembre 1904.

Premiers pas à 12 mois.

Antécédents : réglée à 18 ans, assez irrégulièrement au début.

Grossesse actuelle : normale, sans incidents.

Dernières règles : 5 mars.

Etat du bassin : P.S.P.=11 ; promontoire très haut ; diamètre utile=9,7.

Forme générale : généralement rétréci.

Mensurations externes : biépineux, 24,5 ; bicrête, 26,5.

Arc antérieur : de rayon un peu diminué.

Accouchement. — Début des douleurs : accouchement provoqué par l'introduction d'une bougie, le 9 décembre.

Rupture de la poche des eaux le 10 décembre 1904, à 5 heures du soir.

Dilatation complète le 11 décembre, à 1 heure du soir,

Présentation et position : O.I.G.T., pariétal antérieur.

Intervention : début le 11 décembre, à 2 h. 15 du soir.

Terminaison à 3 heures du soir, le 11 décembre.

Force maximum : 20 kilos.

La tête au détroit supérieur : élevée, mais cependant fixée.

Modalités de l'intervention : prise mastoïdo-frontale difficile à cause de l'élévation de la tête. La descente se fait en gauche postérieure. Rotation et dégagement gênés par l'état du périnée dont les tissus infiltrés et peu résistants ne tardent pas à se rompre.

L'enfant : garçon robuste.

État à la naissance : un peu étonné.

Soins inutiles.

Poids : 3.690 grammes.

Diamètres de la tête : O.F. 11,9 ; B.P. 9,6 ; S.M. 13,8 ; S.O.B. 9,8.

Chevauchement des sutures : les pariétaux sur l'occipital, les frontaux sur les pariétaux.

Suites de couches : la mère, après une suture de son périnée intéressant le sphincter, a, pendant quelques jours, une température oscillant entre 37°,5 et 38°,2, qui retombe à la normale le huitième jour. L'enfant présente des traces du forceps sur la bosse frontale gauche. Sort en bon état.

Observation XXV

Âge : 27 ans.

I-pare.

Date d'entrée à la clinique : 10 mars 1904

Date de sortie : 2 avril 1904.

Maladies antérieures : anémie à 22 ans.

Antécédents : réglée à 13 ans ; règles régulières, mais douloureuses.

Grossesse actuelle : normale,

Dernières **règles** : fin juillet.

Remarques : petite taille ; seins développés.

État du bassin : P.S.P. = 10.

Forme générale : aplati généralement rétréci.

Arc antérieur : de court rayon.

Accouchement. — Début des douleurs le 18 mars 1904, à 4 heures du matin.

Rupture de la poche des eaux le 21 mars, à minuit.

Dilatation complète le 22 mars, à 2 heures du soir.

Présentation et position : O.I.D.P.

Intervention : début le 22 mars, à 2 h. 30 du soir.

Terminaison à 3 h. 15 du soir, le 22 mars.

Force maximum : assez forte, tractions combinées.

La tête au détroit supérieur : amorcée.

Modalités de l'intervention : la prise de la tête est aisée, la descente est faite grâce aux tractions sur les lacs et sur l'entablure du forceps. Dégagement manuel.

L'enfant : garçon, *mort* après vingt-cinq minutes.

État à la naissance : flasque, livide.

Soins : bain chaud, respiration artificielle.

Poids : 2.835 grammes.

La tête présente un enfoncement assez étendu, avec fracture du frontal droit. On redresse malaisément l'enfoncement.

Suites de couches : la mère va bien.

OBSERVATION XXVI

Age : 38 ans.

III-pare.

Date d'entrée à la clinique : 14 mai 1904.

Date de sortie : 25 mai 1904.

Maladies antérieures : toujours chétive ; nouures au niveau des extrémités.

Antécédents obstétricaux : deux accouchements antérieurs: l'un en 1890, à la Maternité ; accouchement prématuré à huit mois, enfant extrait vivant par le forceps. L'autre en 1893, à la clinique ; accouchement prématuré à huit mois, forceps au détroit supérieur par le professeur Fochier ; enfant vivant.

Grosseur actuelle :

Dernières règles : 20 à 27 juillet 1903.

Etat du bassin : le promontoire fait une saillie très marquée. Sacrum très incurvé, avec réflexion assez brusque au niveau du coccyx. Sinus sacro-iliaque assez profond. Surfaces cotyloïdiennes projetées en dedans, surtout à gauche. P.S.P. = 9,7.

Forme générale : aplati généralement rétréci.

Arc antérieur : à courbure redressée.

Sacrum : convexe.

Accouchement. — Début des douleurs le 14 mai 1904, à 1 heure du matin.

Rupture de la poche des eaux le 14 mai, à 6 heures du matin.

Dilatation complète le 14 mai, à 2 heures du soir.

Présentation et position : O.I.G.T.

Intervention : début le 14, à 3 h. 10 du soir.

Terminaison à 3 h. 25.

Force maximum : 15 kilos environ.

La tête au détroit supérieur : amorcée.

Modalités de l'intervention : *procidence du cordon,* constatée le 14 mai, à 7 heures du matin, reposée avec les doigts. Au moment de l'opération, le cordon n'est pas senti, mais il a été pincé sur les légions latérales du cou. Prise mastoïdo-frontale. Lacs et cuillers de Levret.

L'enfant : garçon.

Etat à la naissance : mort-né.

Soins : respiration artificielle.

Poids : 2.825 grammes.

Diamètres de la tête : O.F. 11,5 ; B.P. 9,4 ; S.M. 13 ; S.O.B. 9,4.

Chevauchement des sutures :

Suites de couches : très bonnes.

OBSERVATION XXVII

I-pare.

Date d'entrée à la clinique : 25 août 1904.

Date de sortie : 2 septembre 1904.

Grossesse actuelle : aucun renseignement n'a été consigné sur les antécédents de la malade ; aucun interrogatoire n'ayant été fait à la clinique, la malade n'est entrée qu'au moment du travail.

Etat du bassin : P.S.P. = 10,4.

Forme générale : généralement rétréci.

Arc antérieur : de courbure normale, mais rétréci.

Accouchement. — Début des douleurs le 25 août, à ?

Rupture de la poche des eaux le 25 août, à 4 heures du soir.

Dilatation complète le 25 août, à 9 h. 25 du soir.

Présentation et position : O.I.G.A.

Intervention : début le 25 août 1904, à 9 h. 30 du soir.

Terminaison à 9 h. 45 du soir, le 25.

Force maximum : tractions combinées assez énergiques.

La tête au détroit supérieur : fixée en oblique très antérieure.

Modalités de l'intervention : branche gauche du forceps appliquée première à gauche et en arrière ; branche droite à droite et un peu en avant. On tire à la fois sur les lacs et sur l'entabliure du forceps pendant environ cinq minutes, puis, uniquement sur les branches pendant six ou huit minutes. Le dégagement se fait à la main.

L'enfant : ranimée après dix minutes (fille)

Etat à la naissance : cyanosée, mort apparente.

Soins : bain à 40°, après évacuation des mucosités.

Poids : 3.700 grammes.

Diamètres de la tête : O.F. 11,6 ; B.P. 10 ; S.M. 14,5 ; S.O.B. 8,6.

Chevauchement des sutures : très marqué des pariétaux sur l'occipital et du pariétal droit sur le gauche.

Suites de couches : normales ; la mère allaite son enfant.

OBSERVATION XXVIII

Age : 25 ans.

I-pare.

Date d'entrée à la clinique : 28 octobre 1904.

Date de sortie : 29 décembre 1904.

Premiers pas à 15 mois.

Maladies antérieures : rougeole et coqueluche.

Antécédents obstétricaux : réglée à 11 ans irrégulièrement et depuis l'âge de 15 ans régulièrement.

Grossesse actuelle : normale.

Dernières règles : 24 janvier (?) 1903.

Remarques : vaginité granuleuse.

Déformation du squelette :

Etat du bassin : les douleurs vaginales rendent impraticable le toucher.

Accouchement. — Début des douleurs le 10 décembre, à 2 heures du soir.

Rupture de la poche des eaux le 17 décembre, à 7 h. 30 du soir.

Dilatation complète le 18, à 3 heures du matin.

Présentation et position : O.I.G.T.

Intervention : début le 18 décembre 1904, à 4 heures et demie du matin.

Terminaison à 5 heures du matin, le 18.

Force maximum : 25 kilos.

La tête au détroit supérieur : amorcée.

Modalités de l'intervention : prise mastoïdo-frontale : la tête s'engage, se fléchit et se met en O.I.G.A. légère. La tête descend, le dégagement se fait à la main.

L'enfant : garçon,

Etat à la naissance : un peu étonné.

Soins : frictions sèches.

Poids : 3.680 grammes.

Diamètres de la tête : O.F. 10,8 ; B.P. 8,9 ; S.M. 14,4 ; S.O.B. 10,4.

Suites de couches : déchirure du périnée ; à gauche, déchirure du col dans toute la partie vaginale. Pas de température.

Observation XXIX

Age : 16 ans et demi.

I-pare.

Elevée au sein.

Date d'entrée à la clinique : 7 décembre 1904.

Date de sortie : 29 décembre 1904.

Premiers pas à 3 ans.

Maladies antérieures : rien à signaler.

Antécédents obstétricaux : réglée à 13 ans d'abord irrégulièrement, puis à 14 ans et depuis régulièrement.

Grossesse actuelle : assez bien supportée.

Dernières règles : 17 mars 1904.

Remarques : malgré les présomptions de rachitisme, on n'en trouve pas de signes nets.

Déformation du squelette : scoliose dorsale à convexité droite, aurait débuté à l'âge de 6 ans.

Etat du bassin : P.S.P. = 10,5.

Forme générale : aplati généralement rétréci.

Mensurations externes : biépineux, 27 ; bicrête, 27 ; bitrochantérien, 30.

Arc antérieur : à grande courbure.

Losange de Michaélis : asymétrique ; l'angle gauche du losange est plus bas que l'angle droit ; la diagonale transversale est oblique.

Accouchement. — Début des douleurs, provoquées par une bougie, le 16 décembre, à 5 heures du soir.

Rupture de la poche des eaux, artificielle, le 17 décembre, à 11 h. 10 du matin.

Dilatation complète à 11 h. 20 du matin.

Présentation et position : O.I.D.T.

Intervention : début le 17 décembre, à 11 h. 30 du matin.

Terminaison à 11 h. 40 du matin, le 17 décembre.

Force maximum : tractions continues, mais faibles.

La tête au détroit supérieur : mobile.

Modalités de l'intervention : la tête saisie s'engage aisément, descend en effectuant sa rotation ; le dégagement est rapide.

L'enfant : garçon.

Etat à la naissance : mort apparente.

Soins : bain très chaud, à 40°, respiration artificielle.

Poids : 3.240 grammes.

Diamètres de la tête : O.F. 11,5 ; B.P. 9,4 ; S.M. 13,6 ; S.O.B. 9.

Chevauchement des sutures : néant.

Suites de couches : grosse déchirure du col à gauche, du vagin à droite.

Observation XXX

Age : 32 ans.

VI-pare.

Date d'entrée à la clinique : 2 janvier 1905

Date de sortie : 9 janvier 1905.

Maladies antérieures :

Antécédents obstétricaux : tous ses accouchements ont été assez difficiles, mais elle n'a pas été interrogée sur la façon dont ils se sont terminés. Trois enfants sont vivants, les deux autres morts à 2 ou 3 mois.

Grossesse actuelle :

Dernières règles : allaitait.

Etat du bassin : promontoire saillant très haut ; sacrum concave ; bourrelet rétro-symphysien. P.S.P. = 10,6.

Forme générale : aplati généralement rétréci.

Arc antérieur : projection au niveau des deux cotyloïdes.

Sacrum : très concave.

Accouchement. — Début des douleurs le 31 décembre 1904, à 10 heures du matin.

Rupture de la poche des eaux le 1er janvier, à 10 heures du soir.

Dilatation complète pendant l'intervention.

Présentation et position : O.I.G.T.

Intervention : début le ?

Force maximum : cinq tractions de 20 kilos

La tête au détroit supérieur : amorcée.

Modalité de l'intervention : Forceps de Levret avec lacs. prise en mastoïdo-frontale. On a senti *un brusque ressaut* que rien n'explique sur la tête de l'enfant. Pas de fracture.

L'enfant : garçon.

État à la naissance : vigoureux.

Soins :

Poids : 3.420 grammes.

Diamètres de la tête : O.F. 11,5 ; B.P. 9,5 ; S.M. 13,4 ; S.O.B. 9,9.

Chevauchement des sutures : très accusé des pariétaux sur l'occipital.

Suites de couches : bonnes ; 38°,3 au sixième jour.

OBSERVATION XXXI

Age : 29 ans.

IV-pare.

Date d'entrée à la clinique : 22 avril 1905.

Date de sortie : 8 mai 1905.

Premiers pas tardifs ; a marché longtemps avec des tu-teurs.

Maladies antérieures :

Antécédents obstétricaux : première grossesse terminée par

un forceps chez elle, enfant mort-né ; pas de détails.
Deuxième grossesse : accouchement provoqué au huitième
mois et demi, version pénible, enfant (2.620) extrait vivant,
mort huit mois après. Troisième grossesse : accouchement
provoqué au huitième mois, version, enfant extrait vivant
(2.770).

Grossesse actuelle :

Dernières règles : 15 août 1904.

Etat du bassin : promontoire très saillant et très élevé.
Sinus profond. Moitié gauche du bassin assez large.
P.S.P. = 9,4.

Forme générale : aplati.

Arc antérieur : fortement redressé à droite.

Sacrum : fuyant en arrière.

Accouchement. — Début des douleurs le 24 avril 1905.
Accouchement provoqué par les bougies de Krause.

Rupture de la' poche des eaux : 25 avril, à 11 heures du
matin ; artificielle.

Dilatation complète : pendant l'intervention.

Présentation et position : O.I.G.T.

Intervention : début le 25 avril, à 6 h. 15 du soir

Terminaison à 6 h. 30.

Force maximum : non évaluée, faible.

La tête au détroit supérieur : mobilisable.

Modalités de l'intervention : forceps avec cuillers de Levret et lacs. La faible intensité des douleurs détermine l'intervention. Prise mastoïdo-frontale. A la première traction,
faite sur les lacs, on a la sensation d'un ressaut très net. Une
seconde traction donne un ressaut identique, mais plus faible. La tête est engagée. La descente et le dégagement se
font facilement.

L'enfant:

Etat à la naissance : un peu étonné, mais crie sans manœuvres.

Soins :

Poids : 2.640 grammes.

Diamètres de la tête : O.F. 10,3 ; B.P. 8,8 ; S.M. 12 ; S.O.B. 9,5.

Suites de couches : très bonnes. Mère et enfant quittent le service en bon état.

OBSERVATION XXXII

Age : 21 ans.

I-pare.

Elevée au sein.

Date d'entrée à la clinique : 22 avril 1905.

Date de sortie : 8 mai 1905.

Premiers pas à 3 ans et demi.

Maladies antérieures : rachitisme très marqué avec augmentation de volume des épiphyses.

Grossesse actuelle :

Dernières règles : 15 août 1904.

Remarques : tête très élevée et mobile jusqu'à la fin de la grossesse.

Déformation du squelette : taille très petite, parenthèse fémorale.

Etat du bassin : promontoire bas ; arc antérieur normal.

Forme générale : bassin aplati généralement rétréci.

Arc antérieur : moyenne courbure.

Losange de Michaélis :

Mise en place d'une bougie de Krause le 22 avril 1905.

Accouchement. — Début des douleurs le 26 avril 1905, à 10 heures du matin.

Rupture de la poche des eaux le 26 avril, à 5 h. 30 du matin.

Dilatation complète pendant l'intervention.

Présentation et position : O.I.G.A.

. Intervention : début le ?

Terminaison à 10 h. 15 du soir.

Force maximum : pas déterminée ; trois à quatre tractions moyennes.

La tête au détroit supérieur : mobile.

Modalités de l'intervention : forceps à cuillers de Levret avec lacs. La tête se met en gauche antérieure, la bosse frontale contre le promontoire. La tête descend sans ressaut. Dégagement très simple. La tête est laminée. Intervention décidée après deux heures de douleurs expulsives.

L'enfant : garçon.

Etat à la naissance : crie, vigoureux.

Soins :

Poids : 2.610 grammes.

Diamètres de la tête : O.F. 11,5 ; B.P. 8,5 ; S.M. 13,1 ; S.O.B. 8,7.

Chevauchement des sutures : dépression considérable des régions fronto-pariétales gauches. C'est un *véritable enfoncement*.

Suites de couches : apyrétiques ; enfant bien portant.

Observation XXXIII

I-pare.

Date d'entrée à la clinique : 20 mai 1905.

Date de sortie : 28 mai 1905.

Premiers pas à 18 mois.

Maladies antérieures : coxalgie à l'âge de 6 ans, soignée à la Charité ; suppuration prolongée ; le membre inférieur droit est raccourci de 13 centimètres ; la cuisse est en flexion et en adduction.

Grossesse actuelle :

Dernières règles : 18 à 22 août 1904.

Déformation du squelette : ensellure lombaire très marquée (V. + haut 7).

Etat du bassin : atrophie complète de la moitié droite du bassin. Promontoire extra-médian très élevé. Arc antérieur asymétrique, redressé à droite, à petite courbure à gauche. L'excavation est très réduite par projection de l'ischion. Bi-ischiatique = 9.

Accouchement. — Début des douleurs le 20 mai, à 3 heures du matin.

Rupture de la poche des eaux le 19 mai, à 5 heures du soir.

Dilatation complète le 20 mai, à 8 h. 40 du soir.

Présentation et position : O.I.G.T.

Intervention : début le 20 mai, à 10 heures du soir.

Terminaison à 11 heures du soir.

Force maximum : non notée.

La tête au détroit supérieur : peu fléchie, mobile.

Modalités de l'intervention : cuillers de Levret ; lacs. Prise mastoïdo-frontale. La tête descend sans ressaut. Pas de difficulté dans l'excavation.

L'enfant : garçon.

Etat à la naissance : mort-né.

Soins : bain à 40°, respiration artificielle.

Poids : 2.070 grammes.

Diamètres de la tête : O.F. 10,5 ; B.P. 7,8 ; S.M. 12 ; S.O.B. 7,2.

Chevauchement des sutures : enfoncement du frontal droit au niveau de la cuiller du forceps. Le fragment est relevé, mais l'enfant ne respire pas.

Suites de couches : délivrance normale ; pas de température.

OBSERVATION XXXIV

Age : 22 ans.

I-pare.

Elevée au sein par sa mère.

Date d'entrée à la clinique : 1er octobre 1905.

Date de sortie : 14 octobre 1905.

Maladies antérieures : aurait fait une chute à l'âge de 12 ans, et depuis ce temps-là ses membres se seraient tordus.

Antécédents obstétricaux :

Grossesse actuelle :

Dernières règles : 18 au 20 décembre 1904.

Déformation du squelette : fémurs petits avec un peu de parenthèse fémorale. Genu valgum très marqué. Les malléoles internes sont distantes de 23 centimètres. Tibias non déformés.

Etat du bassin : promontoire très élevé. P.S.P. = 10,5 à 10,9.

Forme générale : bassin aplati.

Arc antérieur : à grand rayon.

Sacrum : droit ; faux promontoire sacré.

Accouchement. — Début des douleurs le 1er octobre à 1 heure du matin.

Rupture de la poche des eaux le 2 octobre, à 7 h. 30 du matin.

Dilatation complète pendant l'intervention.

Présentation et position : O.I.G.T.

Intervention : début le 2 octobre, à 9 heures du matin.

Terminaison à 9 h. 15 du matin.

La tête au détroit supérieur : amorcée.

Modalités de l'intervention : tête en transverse gauche défléchie, col non complètement effacé. Prise mastoïdo-frontale. Tractions avec les lacs pendant cinq minutes. Deuxième prise occipito-pubienne.

L'enfant : vivant ; fille.

Etat à la naissance : vigoureuse.

Poids : 2.500 grammes.

Diamètres de la tête : O.F. 11,2 ; B.P. 8,5 ; S.M. 12,4 ; S.O.B. 9,3.

Chevauchement des sutures : assez marqué des pariétaux sur l'occipital et du pariétal gauche sur le droit.

Suites de couches : bonnes ; mère et enfant sortent vivants du service.

Observation XXXV

Âge : 40 ans.

III-pare.

Date d'entrée à la clinique : 2 octobre 1905.

Date de sortie : 21 octobre 1905.

Antécédents obstétricaux : (V. obs XIX.)

Grossesse actuelle :

Dernières règles : 4 ou 5 février 1905.

Remarques : un peu de dyspnée.

État du bassin : (V. obs XIX.)

Accouchement. — Début des douleurs le 3 octobre 1905, à 6 heures du soir (bougie de Krause).

Rupture de la poche des eaux le 6 octobre, à 1 heure du soir.

Dilatation complète le 6 octobre, à 7 h. 30 du matin.

Présentation et position : O.I.G.

Intervention : début le 6 octobre, à 1 h. 15 du soir.

Terminaison à 1 h. 30.

Force maximum : faible, non mesurée.

La tête au détroit supérieur : mobile.

Modalités de l'intervention : forceps ; se met en oblique antérieure pendant les tractions ; elle se dégage facilement à la troisième traction.

L'enfant : garçon.

État à la naissance : vigoureux.

Soins :

Poids : 2.520 grammes.

Diamètres de la tête : O.F. 10,7 ; B.P. 9 ; S.M. 12 ; S.O.B. 8,9.

Chevauchement des sutures : pariétaux sur l'occipital et les frontaux.

Suites de couches : bonnes ; apyrétiques. Enfant bien portant.

Observation XXXVI

Age : 19 ans et demi.

I-pare.

Elevée au sein par sa mère.

Date d'entrée à la clinique : 14 janvier 1906.

Date de sortie : 18 février 1906.

Maladies antérieures : néant.

Antécédents obstétricaux : néant.

Grossesse actuelle : bien supportée.

Dernières règles : 8 à 9 mai 1905.

Etat du bassin : on fait facilement le tour du détroit supérieur. P.S.P = 11 ; faible.

Forme générale : bassin rond.

Sacrum : droit.

Accouchement. — Début des douleurs le 20 février 1906, à 6 heures du soir.

Rupture de la poche des eaux le 21 février, à 5 heures du matin.

Dilatation complète le 21 février, à 9 h. 15 du matin.

Présentation et position : O.I.G.P.

Intervention : début le 21 février, à 9 h. 15 du matin.

Terminaison à 9 h. 35.

Force maximum : 20 kilos (dynamomètre).

La tête au détroit supérieur : amorcée.

Modalités de l'intervention : cuillers de Levret et lacs ; tractions commencées à 10 kilos, portées à 20 pendant quinze minutes. Prise mastoïdo-frontale. La tête se met en occipito-sacré pendant la descente. Des tractions bilatérales divergentes ramènent l'occiput en avant. Deuxième prise et extraction du fœtus.

L'enfant : garçon.

Etat à la naissance : mort apparente ; asphyxie bleue ; premiers cris, quatre heures après la naissance.

Poids : 3.410 grammes.

Diamètres de la tête : O.F. 11,8 ; B.P. 9,4 ; S.M. 14,6 ; S.O.B. 9,4.

Suites de couches : la malade a eu de la fièvre au cinquième jour avec streptocoques dans les lochies. Traitement térébonthiné ; guérison en huit jours. Enfant bien portant.

OBSERVATION XXXVII

Age : 38 ans.

XII-pare.

Elevée au sein par sa mère.

Date d'entrée à la clinique : 29 janvier 1906.

Décès le 28 mars 1906.

Premiers pas à 13 mois.

Maladies antérieures :

Antécédents obstétricaux : premier accouchement en 1891, normal, enfant vivant ; deuxième accouchement, forceps, enfant de 5 kilos (?) ; troisième accouchement, siège, enfant mort-né ; quatrième accouchement, spontané, enfant vivant ; cinquième accouchement, spontané, enfant mort au bout de trois semaines ; sixième accouchement, siège, enfant trop gros, mort-né ; septième accouchement, spontané, enfant vivant ; huitième accouchement spontané, enfant mort à 6 mois; neuvième accouchement, siège, enfant mort-né ; dixième accouchement, épaules, enfant mort pendant les manœuvres dernières ; onzième accouchement, à la clinique, prématuré, décidé à cause du volume des enfants antérieurs, accouchement spontané à 8 mois et demi, enfant né vivant, mort au troisième jour, pesait 2.620 grammes.

Dernières règles : 7 au 11 juin 1905.

Remarques :

Déformation du squelette : surtout marquée au niveau de la face ; saillie des bosses frontales ; prognathisme.

Etat du bassin : P.S.P. = 10,5 ; promontoire élevé

Forme générale : généralement rétréci.

Mensurations externes : biépineuse, 24,5 ; bicrête, 27.

Arc antérieur : redressé.

Sacrum : concave.

Introduction de bougies de Krause le 13 février 1906.

Accouchement. — Début des douleurs le 21 février, à midi, après la cinquième bougie.

Rupture de la poche des eaux le 21 février à 10 heures du soir.

Dilatation complète pendant l'intervention.

Présentation et position : O.I.G.P.

Intervention : début le 22 février, à 9 h. 35 du matin.

Terminaison à 10 heures,

Force maximum : 15 kilos, au dynamomètre.

La tête au détroit supérieur : mobile.

Modalités de l'intervention : le col droit est dilaté artificiellement à cause d'une dilatation insuffisante. Pendant l'application la tête se met en transverse. L'engagement se fait par le pariétal postérieur. Pendant qu'un aide tire sur les lacs (cuillers de Levret), l'opérateur fait des mouvements de refoulement.

L'enfant : garçon.

Etat à la naissance : mort ; pas de respiration.

Poids : 3.240 grammes.

Diamètres de la tête : O.F. 10,8 ; B.P. 8,7 ; S.M. 13,5 ; S.O.B. 10,1.

Chevauchement des sutures : très accusé des pariétaux sur les frontaux et l'occipital.

Suites de couches : immédiatement après l'intervention, on constate une déchirure transversale du cul-de-sac postérieur du vagin, large de 6 travers de doigt. La lèvre postérieure du col est désinsérée en totalité. Tamponnement.

Le lendemain, la température monte à 39°. Hystérectomie abdominale le 24 février. Parotidite bilatérale le 26 février. Morte le 28 mars.

Observation XXXVIII

Âge : 37 ans.

IV-pare.

Date d'entrée à la clinique : 19 février 1906.

Date de sortie : 4 mars 1906.

Premiers pas à l'âge de cinq ans.

Maladies antérieures : rachitisme très marqué dans l'enfance ; elle a dû marcher longtemps avec des béquilles.

Antécédents obstétricaux : première grossesse terminée par une fausse couche à quatre mois ; deuxième terminée par une basiotripsie à terme, le 13 mai 1901, enfant du poids de 3.040 grammes ; troisième terminée le 12 juillet 1902 par un accouchement prématuré, présentation de l'épaule, version, enfant mort, pesant 1.430 grammes.

Grossesse actuelle :

Dernières règles : 5 juillet 1905.

Remarques : vomissement fréquents.

Déformation du squelette : taille petite, 1 m. 44 ; front saillant ; voûte palatine ogivale ; fémurs arqués.

État du bassin : promontoire très élevé, saillant ; sacrum droit convexe transversalement ; sinus profonds ; redressement marqué au niveau des cotyloïdes. P.S.P. = 10,2 (Fochier).

Forme générale : aplati généralement rétréci

Arc antérieur : à petit rayon.

Sacrum : convexe.

Accouchement. — Début des douleurs, bougie, le 15 février 1906, à 11 heures du matin.

Rupture de la poche des eaux le 17 février, à 11 heures du matin.

Dilatation complète pendant l'intervention.

Présentation et position : O.I.D.T.

Intervention : début le 19 février, à 11 h. 15 du matin.

Terminaison à 11 h. 40.

Force maximum : 15 kilos.

La tête au détroit supérieur : très légèrement amorcée.

Modalités de l'intervention : première application avec les petites cuillers de Tarnier, le forceps dérape. Deuxième application en mastoïdo-frontale avec les grandes cuillers. La tête descend facilement.

L'enfant : fille.

Etat à la naissance : en état de mort imminemnte ; deux respirations ; mort à midi.

Poids : 1.820 grammes.

Diamètres de la tête : O.F. 9,8 ; B.P. 8,2 ; S.M. 11,9 ; S.O.B. 7.

Chevauchement des sutures : assez marqué des pariétaux sur l'occipital et sur les frontaux.

Suites de couches : délivrance normale. Température s'élève à 38°,5 au quatrième jour, pour retomber à la normale.

Observation XXXIX

Age : 38 ans.

I-pare.

Date d'entrée à la clinique : 24 septembre 1906.

Date de sortie : 30 octobre 1906.

Maladies antérieures : néant.

Antécédents obstétricaux : néant.

Grossesse actuelle :

Dernières règles : 30 novembre 1905.

Accouchement. — Début des douleurs le 24 septembre, à 6 heures du soir.

Rupture de la poche des eaux le 25 septembre, à 7 heures du matin.

Dilatation complète : faite par le forceps.

Présentation et position : O.I.D.P., fléchie et fixée.

Intervention : début le 25 septembre, à 11 heures du matin. Terminaison à 11 h. 12.

Force maximum : 20 kilos.

La tête au détroit supérieur : est fléchie.

Modalités de l'intervention : l'intervention est décidée à cause de la souffrance de l'enfant. Le col est à 3 centimètres de dilatation. La tête est inclinée sur le pariétal postérieur, la sagittale à 2 centimètres des pubis. Au moment de l'intervention la tête a tendance à se mettre en transverse. La prise est faite en mastoïdo-frontale.

L'enfant : garçon.

Etat à la naissance: mort apparente; a vécu trente minutes. Poids : 3.050/520.

Diamètres de la tête : O.F. 11,2 ; B.P. 9,2 ; S.M. 13,1 ; S.O.B. 9.

Chevauchement des sutures : du pariétal droit sur le gauche et sur l'écaille de l'occipital, et de celui-ci sur le pariétal gauche avec frontal droit sur le gauche et les deux pariétaux sur les frontaux.

Suites de couches : délivrance normale. Température 38°,5 au sixième jour avec lochies fétides, puis apyrexie. Douleurs dans les deux mollets avec un peu d'œdème des deux jambes.

OBSERVATION XL

Age : 23 ans.

I-pare.

Date d'entrée à la clinique : 8 décembre 1906.

Date de sortie : 21 décembre 1906.

Maladies antérieures : néant.

Antécédents obstétricaux : néant.

Grossesse actuelle :

Dernières règles : mars 1906.

Etat du bassin : P.S.P. = 10,1.

Forme générale : aplati généralement rétréci.

Accouchement. — Début des douleurs le 8 décembre, à 2 heures du matin.

Rupture de la poche des eaux : 8 décembre, à 5 h. du soir.

Dilatation complète : 8 décembre, à 5 h. 15 du soir.

Présentation et position : O.I.D.P.

Intervention : début le ?

Terminaison à ?

Force maximum : ?

La tête au détroit supérieur : mobilisable.

Modalités de l'intervention : forceps à grandes cuillers avec lacs.

L'enfant : fille.

Etat à la naissance : faible, mais ranimée.

Soins :

Poids : 3.100 grammes.

Diamètres de la tête : O.F. 11,1 ; B.P. 8,9 ; S.M. 13,6 ; S.O.B. 8,9.

Chevauchement des sutures : le promontoire s'est inscrit sur la bosse frontale droite par une ecchymose. Traces du forceps sur la bosse frontale gauche, la joue du même côté et sur l'apophyse mastoïde droite.

Suites de couches : bonnes ; pas de température. L'enfant s'éleva bien.

Observation XLI

Age : 44 ans.

IV-pare.

Elevée au sein par une nourrice.

Date d'entrée à la clinique : 7 décembre 1907.

Date de sortie : 23 décembre 1907.

Premiers pas à un âge ignoré.

Maladies antérieures : la rougeole à 3 ans ; fluxion de poitrine à 10 ans et demi ; bronchite à 22 ans.

Antécédents obstétricaux : réglée à 11 ans ; trois accouchements normaux.

Grossesse actuelle : assez bien supportée ; varices des membres inférieurs.

Dernières règles : du 15 au 20 mars 1907.

Remarques : paroi abdominale épaisse, vergetures, œdème au-dessus du pubis ; léger disque d'albumine constaté seulement pendant l'accouchement.

Etat apparent du squelette : parenthèse fémorale ; membres courts, comme tassés.

Taille : petite.

Accouchement. — Début des douleurs : 7 décembre 1907, à 3 heures du matin.

Rupture de la poche des eaux : 7 décembre, à 6 h. 10 du matin.

Dilatation complète le 7 décembre, à 6 h. 25 du matin.

Présentation et position : O.I.D.P.

Intervention : début à 9 h. 30 du matin, le 7 décembre.

Terminaison à 10 heures.

Force maximum : 10 kilos.

Modalités de l'intervention : après trois heures et demie de douleurs expulsives sans résultat, la tête demeurant seulement amorcée au détroit supérieur, on applique le forceps ; la prise est à peu près symétrique. La descente se fait aisément et la rotation est aidée par des tractions divergentes. Le dégagement est fait à la main.

L'enfant : fille.

Etat à la naissance : vigoureuse.

Soins :

Poids : 3.800 grammes.

Diamètres de la tête : O.F. 11,9 ; S.M. 13,4 ; B.P. 9,5 ; S.O.B. 10,2.

OBSERVATION XLII

Age : 24 ans.

II-pare.

Elevée au sein.

Date d'entrée à la clinique : 14 décembre 1906.

Date de sortie : 24 janvier 1907.

Premiers pas à 2 ans.

Maladies antérieures : varicelle.

Antécédents obstétricaux : réglée à 15 ans ; règles douloureuses, mais régulières ; pas de fausse couche ; un accouchement prématuré (7 mois) en juillet 1905, à la suite d'une chute : fille vivante de 1.990 grammes.

Grossesse actuelle : bien supportée.

Dernières règles : fin février, 3 mars 1906.

Remarques (albuminurie, syph.) : pas de signes de spécificité, pas d'albumine.

Etat apparent du squelette : affection de la hanche droite remontant à l'enfance.

Etat du bassin : P.S.P. = 9,7.

Forme générale : bassin généralement rétréci, on fait aisément le tour du détroit supérieur.

Mensurations externes : biépineux, 23,5 ; Baudelocque, 17 ; bicrête iliaque, 25 ; bitrochantérien, 29.

Arc antérieur : à très court rayon.

Sacrum : peu concave.

Accouchement. — Début des douleurs le 14 janvier, après l'introduction d'une bougie de Krause n° 23.

Rupture de la poche des eaux le 17 janvier, à 5 heures du matin.

Dilatation complète le 18 janvier, à 9 h. 30 du matin.

Présentation et position : O.I.G.T.

Intervention : début à 11 h. 15 du matin, le 18 janvier.

Terminaison à 11 h. 40.

Force maximum : 10 kilos.

Modalités de l'intervention : prise mastoïdo-frontale ; rotation facile de la tête ; descente ; le forceps retiré, on fait le dégagement manuel.

L'enfant : fille vivante.

Etat à la naissance : née en asphyxie bleue.

Soins : bain à 40°.

Poids : 2.680 grammes.

Diamètres de la tête : O.F. 11,6 ; S.M. 13,6 ; B.P 8,2 ; S.O.B. 8,3.

Suites de couches : la température de la mère s'élève, le soir de l'intervention, à 38°,2, pour retomber le lendemain à 37° et ne plus remonter.

Observation XLIII

Age : 29 ans.

I-pare.

Elevée au biberon.

Date d'entrée à la clinique : 26 février 1907.

Date de sortie : 12 mars 1907.

Premiers pas à 14 mois.

Maladies antérieures : à la suite d'un coup, hématome sous-cutané et dénudation du cuir chevelu.

Antécédents obstétricaux : réglée à 17 ans ; règles très douloureuses, mais régulières ; pas de fausse couche.

Grossesse actuelle : malaises fréquents et généralisés ; frissons ; pas de vomissements.

Dernières règles : du 5 au 9 juin 1906.

Remarques (albuminurie, syph.) : pas d'éruption, pas de maux de gorge, pas d'albumine.

Etat apparent du squelette : pied plat double ; parenthèse fémorale très accentuée ; courbure des tibias.

Taille : petite, grosse tête.

Etat du bassin : P.S.P. = 10,3.

Forme générale : bassin aplati généralement rétréci.

Mensurations externes : biépineux, 25 ; bicrête, 27 ; bi-trochantérien, 28.

Arc antérieur : à court rayon.

Promontoire : très saillant, en bec.

Accouchement. — Début des douleurs le 27 février, à 7 heures du soir.

Rupture de la poche des eaux, faite artificiellement, le 28 février, à 11 h. 30 du matin.

Dilatation complète le 28 février, à 2 heures.

Présentation et position : O.I.G.T., pariétal postérieur.

Intervention : début à 2 h. 30, le 28 février.

Terminaison à 2 h. 45.

Force maximum : très faible.

Modalités de l'intervention : prise mastoïdo-frontale, branche gauche première ; la rotation et la descente accomplies, on termine l'accouchement manuellement.

L'enfant : fille.

Etat à la naissance : vigoureuse.

Poids : 2.850 grammes.

Diamètres de la tête : O.F. 11 ; S.M. 13,8 ; B.P. 8,3 ; B.T. 7,5 ; S.O.B. 9,4.

Suites de couches : bonnes.

OBSERVATION XLIV

Age : 21 ans.

I-pare.

Elevée au sein par sa mère.

Date d'entrée à la clinique : 4 mars 1907.

Date de sortie : 11 avril 1907.

Premiers pas à 18 mois.

Antécédents obstétricaux : règles douloureuses.

Grossesse actuelle : bien supportée.

Dernières règles : du 10 au 17 juin 1907.

Remarques (albuminurie, syph.) : pas de signes de spécificité, pas d'albumine.

Etat apparent du squelette : parenthèse fémorale, courbure des tibias.

Etat du bassin : P.S.P, = 10,4.

Forme générale : bassin aplati généralement rétréci.

Mensurations externes : Baudelocque, 17 ; bicrête, 27 ; biépineux, 24,5 ; bitrochantérien, 30.

Losange de Michaélis :

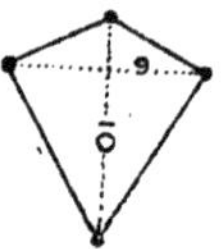

Arc antérieur : à courbure moyenne.

Promontoire : saillant.

Sacrum : peu concave, très étroit.

Accouchement. — Début des douleurs le 26 mai, à midi.

Rupture de la poche des eaux le 27 mars, à 2 heures du matin.

Dilatation complète le 27 mars, à 2 heures de l'après-midi.

Présentation et position : O.I.D.T., pariétal antérieur.

Intervention : début à 5 heures du soir.

Terminaison à 5 h. 40.

Force maximum : 15 à 20 kilos pendant trente-cinq minutes.

Modalités de l'intervention : prise mastoïdo-frontale un peu asymétrique.

L'enfant : garçon, vivant après vingt-cinq minutes de soins.

Etat à la naissance : mort apparente.

Soins : frictions sèches et bain à 40°.

Poids : 3.540 grammes.

Diamètres de la tête : O.F. 12 ; S.M. 13,6 ; B.P. 9 ; S.O.B. 10.

Suites de couches : déchirure du périnée intéressant le sphincter ; suture ; pas de température. Enfant vivant.

Observation XLV

Age : 26 ans.

I-pare.

Date d'entrée à la clinique : avril 1907.

Date de sortie : 18 avril 1907.

Premiers pas ignorés.

Antécédents obstétricaux · réglée à 14 ans ; règles régulières.

Grossesse actuelle :

Dernières règles : 15 juin 1906.

Etat du bassin : P.S.P. = 11,2.

Forme générale : un peu généralement rétréci.

Accouchement. — Début des douleurs : 6 avril 1907.

Rupture de la poche des eaux :

Dilatation complète pendant l'intervention.

Présentation et position : O.I.G.T.

Intervention : début à

Terminaison à 4 heures du soir, le 7 avril.

Modalités de l'intervention : l'intervention est motivée par
l'arrêt de la tête au détroit supérieur.

L'enfant : garçon.

Etat à la naissance : vigoureux.

Soins :

Poids : 4.120 grammes.

Diamètres de la tête : O.F. 11,6 ; S.M. 14,8 ; B.P. 9,8 ;
S.O.B. 9,9.

Suites de couches : mère et enfant vont bien.

OBSERVATION XLVI

Age : 25 ans.

I-pare.

Date d'entrée à la clinique : 17 mai 1907.

Date de sortie : 31 mai 1907.

Premiers pas à 4 ans.

Maladies antérieures : enfance maladive.

Grossesse actuelle : douleurs dans le bas-ventre les trois
derniers mois.

Dernières règles : du 6 au 9 septembre 1906.

Signes de rachitisme : Ensellure lombaire ; parenthèse fémorale ; tibias en lame de sabre ; liseré dentaire.

Taille : 1 m. 33.

État du bassin : P.S.P. = 9,9.

Forme générale : on fait aisément le tour du détroit supérieur ; bassin symétrique.

Mensurations externes : biépineuse, 23 ; bicrête iliaque,
25 ; Baudelocque, 18.

Arc antérieur : de 0 centimètres.

Sacrum : droit ; présente une plicature nette au niveau de
la troisième et de la quatrième vertèbre sacrée.

Accouchement. — Début des douleurs le 17 mai, à 4 heures du soir.

Rupture de la poche des eaux le 18, à 4 heures du soir.

Dilatation complète le 19, pendant l'intervention.

Présentation et position : O.I.D.T., pariétal postérieur.

Intervention : début à 10 heures du matin, le 19 mai.

Terminaison à 10 h. 07 du matin, le 19 mai.

Force maximum : 12 kilos.

Modalités de l'intervention : prise mastoïdo-frontale ; traction avec les lacs dans le sens de l'excavation ; la tête arrive
sous le pubis après une douzaine de tractions ; l'accouchement est terminé manuellement.

L'enfant : fille.

État à la naissance : vigoureuse.

Soins :

Poids : 2.630 grammes.

Diamètres de la tête : O.F. 10,8 ; S.M. 13,5 ; B.P. 8,3 ;
S.O.B. 9,3.

Suites de couches : mère et enfant vont bien.

Observation XLVII

Age : 36 ans.

X-pare.

Élevée au sein.

Date d'entrée à la clinique : 7 juin 1907.

Date de sortie : 23 juin 1907.

Premiers pas à 14 mois.

Maladies antérieures : néant.

Antécédents obstétricaux : réglée à 13 ans et depuis régulièrement ; huit accouchements antérieurs normaux ; le neuvième nécessitant l'application d'un forceps.

Grossesse actuelle : bien supportée ; pas d'albumine.

Dernières règles : 29 août au 2 septembre.

P.S.P. = 10,6.

Accouchement. — Début des douleurs le 13 juin, à minuit.

Rupture de la poche des eaux le 14 juin, à 4 heures du matin.

Dilatation complète le 14 juin, à 6 h. 15 du matin.

Présentation et position : O.I.D.T., pariétal postérieur.

Intervention : début à 8 h. 20, le 14 juin.

Terminaison à 8 h. 50.

Force maximum : 12 kilos.

Modalités de l'intervention : cuiller droite sur l'apophyse mastoïde droite ; cuiller gauche sur le front ; sept tractions sur les lacs suivant la ligne ombilico-coccygienne. Rotation ; descente ; le forceps est retiré et le dégagement se fait manuellement.

L'enfant : garçon.

Etat à la naissance : un peu étonné.

Soins : bain à 40°.

Poids : 3.920 grammes.

Diamètres de la tête : O.F. 12,2 ; S.M. 14,4 ; B.P. 9,4 ; S.O.B. 9,9.

Observation XLVIII

Age : 18 ans.

I-pare.

Elevée au sein par sa mère.

Date d'entrée à la clinique : 25 juillet 1907

Date de sortie : 17 août 1907.

Premiers pas à date ignorée.

Maladies antérieures : rougeole à 4 ans.

Antécédents obstétricaux : réglée à 13 ans et depuis régulièrement ; pas de fausse couche.

Dernières règles : 20 au 23 octobre 1906.

Taille : 1 m. 50.

État du bassin : P.S.P. = 10,2.

Forme générale : rétrécissement transversal très marqué ; deux faux promontoires.

Mensurations externes : biépineuse, 22 ; bicrête 25,5 ; bitrochantérienne, 27,5 ; Baudelocque, 20.

Arc antérieur : à petite courbure.

Accouchement. — Début des douleurs le 31 juillet, à midi.

Rupture de la poche des eaux le 31 juillet, à 11 heures du soir.

Dilatation complète le 1ᵉʳ août, à 8 h. 30 du soir.

Présentation et position : O.I.G.T.

Intervention : début à 8 h. 30, le 1ᵉʳ août.

Terminaison à 8 h. 55.

Force maximum : tractions énergiques.

Modalités de l'intervention : prise mastoïdo-frontale ; nombreuses tractions. L'accouchement avait été provoqué par l'introduction d'une bougie.

L'enfant : fille.

État à la naissance : très faible ; étonnée.

Soins : bain chaud.

Poids : 2.900 grammes.

Diamètres de la tête : O.F. 11,2 ; S.M. 14,5 ; B.P. 9,7 ; S.O.B. 9,6.

Suites de couches : déchirure intéressant le sphincter ; suture ; le soir de l'intervention, la température s'élève à 38°,8, et oscille pendant deux jours entre 37° et 38°, pour retomber ensuite à 37° et s'y maintenir.

Mère et enfant vont bien.

Observation XLIX

Age : 16 ans.

I-pare.

Elevée au sein.

Date d'entrée à la clinique : 13 août 1907.

Date de sortie : 30 août 1907.

Premiers pas à date ignorée.

Maladies antérieures : rougeole à 6 ans ; méningite à 8 ans et demi.

Antécédents : réglée à 14 ans ; a bien supporté sa grossesse.

Dernières règles : 25 au 30 novembre 1906.

Etat du bassin : P.S.P.= 10,6. Promontoire bas.

Arc antérieur : normal.

Accouchement. — Début des douleurs le 12 août, à 8 heures du matin.

Rupture de la poche des eaux le 13 août, à 1 heure de l'après-midi.

Dilatation complète le 13 août, à 3 heures du soir.

Présentation et position : O.I.G.A.

Intervention : début à 9 heures du soir, le 13 août.

Terminaison à 9 h. 30.

Force maximum : très faible.

Modalités de l'intervention : application facile du forceps, la tête franchit sans résistance le détroit supérieur après cinq ou six tractions, mais est alors fortement retenue dans l'excavation. On continue les tractions, puis, la descente bien accomplie, on retire le forceps.

L'enfant : fille.

Etat à la naissance : vigoureuse.

Poids : 3.040 grammes.

Diamètres de la tête : O.F. 11,2 ; S.M. 12,2 ; B.P. 9 ; S.O.B. 10,2.

Suites de couches : mère et enfant vont bien.

OBSERVATION L

Age : 34 ans.

IV-pare.

Date d'entrée à la clinique : 2 septembre 1907.

Date de sortie : 14 septembre 1907.

Antécédents obstétricaux : deux accouchements à terme et une fausse-couche ; réglée à 15 ans.

Dernières règles : 5 décembre 1906.

Accouchement. — Début des douleurs le 2 septembre, à 5 heures du soir.

Rupture de la poche des eaux dans la nuit du 2 au 3 septembre.

Dilatation complète le 3 septembre, à 8 heures du matin.

Présentation et position : O.I.D.T.

Intervention : début à 10 heures du matin, le 3 septembre.

Terminaison à 10 h. 45 du matin, le 3 septembre.

Force maximum :

Modalités de l'intervention : l'application du forceps nécessitée par la souffrance de l'enfant est rendue difficile par la mobilisation de la tête. La tête prise. en mastoïdo-frontale, franchit aisément le détroit supérieur.

L'enfant : garçon.

Etat à la naissance : vigoureux.

Poids : 3.310 grammes.

Diamètres de la tête : O.F. 11,5 ; S.M. 13,7 ; B.P. 8,6 ; S.O.B. 9,1.

Suites de couches : mère et enfant vont bien.

OBSERVATION LI

Age : 30 ans.

III-pare.

Date d'entrée à la clinique : 18 septembre 1907.

Date de sortie : 18 novembre 1907.

Premiers pas à 3 ans et demi.

Maladies antérieures : tumeur blanche du genou droit.

Antécédents obstétricaux : réglée à 17 ans. Première grossesse en 1900 ; accouchement provoqué à peu près à terme ; bougies, ballon de Champetier de Ribes, forceps ; fractures du crâne de l'enfant qui a vécu environ dix minutes. Seconde grossesse en 1902 ; accouchement provoqué vers sept mois et demi ; pas de forceps et naissance d'un enfant vigoureux de 2.300 grammes.

Grossesse actuelle : bien supportée.

Dernières règles : 15 février.

Taille : 1 m. 47.

P.S.P. = 9,6.

Forme générale : aplati généralement rétreci.

Arc antérieur : à court rayon.

Accouchement. — Début des douleurs le 5 novembre.

Rupture de la poche des eaux le 2 novembre.

Dilatation complète pendant l'intervention.

Présentation et position : O.I.D.T., pariétal postérieur.

Intervention : début à 5 heures du soir.

Terminaison à 5 h. 20 du soir, le 6 novembre.

Force maximum : 12 kilos.

Modalités de l'intervention : accouchement provoqué par l'introduction de deux bougies, placées successivement les 23 et 31 octobre. Le 6 novembre, application de forceps, prise mastoïdo-frontale symétrique. Descente et rotation faciles ; dégagement manuel.

L'enfant : garçon.

État à la naissance : assez fortement cyanosé, mais respire immédiatement.

Poids : 2.855 grammes.

Diamètres de la tête : O.F. 10,5 ; S.M. 13,4 ; B P. 8,2 ; S.O.B. 8,2.

Suites de couches : délivrance artificielle. A la date de sortie, mère et enfant en bon état,

Observation LII

Age : 23 ans.

I-pare.

Elevée au biberon.

Date d'entrée à la clinique : 14 janvier 1908

Date de sortie : 31 janvier 1908.

Premiers pas à date inconnue.

Maladies antérieures :

Antécédents obstétricaux : néant.

Grossesse actuelle :

Dernières règles : fin mars 1907.

Etat du bassin : P.S.P. = 11.

Accouchement. — Début des douleurs le 4 janvier, à 7 heures du soir.

Rupture de la poche des eaux le 16 janvier, à 7 heures du soir.

Dilatation complète pendant l'intervention.

Présentation et position : O.I.G.T., fléchie.

Intervention : début le 16 janvier à 8 h. 18 du soir.

Terminaison à 8 h. 30 du soir.

Force maximum : 10 à 15 kilos.

La tête au détroit supérieur : mobile.

Modalités de l'intervention : l'intervention a été décidée à cause de la souffrance de l'enfant qui a fait le méconium. Eaux boueuses. Prise mastoïdo-frontale. Tractions avec les lacs.

L'enfant : garçon.

Etat à la naissance : état de mort apparente.

Poids : 3.310 grammes.

Diamètres de la tête : O.F. 11 ; B.P. 9.1 ; S.M. 13,5 ; S.O.B. 9,5.

Chevauchement des sutures :

Suites de couches : apyrétiques. L'enfant a présenté, le

lendemain de sa naissance, une hémorragie ombilicale notable, en même temps, ecchymose palatine très nette. Mort au troisième jour. Hérédo-syphilis.

Observation LIII

Age : 32 ans.

VII-pare.

Elevée au biberon.

Date d'entrée à la clinique : 20 janvier 1908.

Date de sortie : 1er février 1908.

Premiers pas à 4 ans.

Maladies antérieures : scarlatine à 10 ans.

Antécédents obstétricaux : premier accouchement, à la clinique, en 1899, siège, enfant vivant de 3.440 grammes ; deuxième accouchement, à la clinique, en 1903, d'un enfant de 3.910 grammes, vivant ; troisième accouchement, sans soins, en voiture ; quatrième, fausse couche, en janvier 1906 ; cinquième, enfant macéré, en décembre 1906.

Grossesse actuelle :

Dernières règles : 15 au 18 août 1907.

Déformation du squelette : petite taille ; mains courtes.

Etat du bassin : P.S.P.=11.

Forme générale : bassin généralement rétréci.

Arc antérieur : redressé.

Accouchement. — Début des douleurs : 20 janvier, à 1 heure du soir.

Rupture de la poche des eaux : 20 janvier, à 8 heures du matin.

Dilatation complète pendant l'intervention.

Présentation et position : O.I.G.T.

Intervention : début le 20 janvier, à 10 h. 48.

Terminaison à 10 h. 55.

Force maximum : 12 kilos.

La tête au détroit supérieur : amorcée.

Modalités de l'intervention : l'intervention est décidée à cause de l'état des bruits du cœur, qui battent à 156, sourds. Cuillers de Levret et lacs. Tractions modérées.

L'enfant : garçon.

Etat à la naissance : cyanosé ; crie cinq minutes après la naissance.

Poids : 3.180 grammes.

Diamètres de la tête : O.F. 11,5 ; B.P. 9 ; S.M. 13,5 ; S.O.B. 9,5.

Suites de couches : apyrétiques. Enfant quitte le service en très bon état.

Observation LIV

Age : 19 ans.

II-pare.

Elevée au sein par sa mère.

Date d'entrée à la clinique : 22 janvier 1908.

Date de sortie : 4 février 1908.

Premiers pas à 1 an.

Maladies antérieures : soignée à la Charité, en 1895, pour une tumeur blanche du genou, à l'âge de 6 ans. Elle resta au lit pendant longtemps (six mois). Actuellement, jambe solide, ankylosée en extension.

Antécédents obstétricaux : fausse couche de un mois et demi en 1906.

Grossesse actuelle :

Dernières règles : 2 au 3 avril 1907.

Remarques : grossesse bien supportée.

Déformation du squelette : ankylose du genou droit en extension.

Etat du bassin : bassin asymétrique ; projection des cotyloïdes gauches ; arc antérieur arrondi à droite, mais à forte courbure. P.S.P. = 11,2.

Forme générale : bassin asymétrique, avec projection du côté gauche.

Accouchement. — Début des douleurs le 22 janvier, à 5 heures du matin.

Rupture de la poche des eaux : ?
Dilatation complète pendant l'intervention.
Présentation et position : O.I.G.P.
Intervention : début le 23 janvier, à 9 h. 15.
Terminaison à 9 h. 45.
Force maximum : 20 kilos au dynamomètre.
La tête au détroit supérieur : fortement amorcée ; s'est mise dans l'oblique long (l'oblique droit).
Modalités de l'intervention : la prise fut symétrique. La tête descend sur le périnée postérieur, rotation par les lacs en tractions divergentes sur le plancher ; rotation facile.

L'enfant : fille.
Etat à la naissance : un peu cyanosée.
Soins : quelques frictions, bain à 38°.
Poids : 3.310 grammes.
Diamètres de la tête : O.F. 11,5 ; B.P. 9 ; S.M. 14 ; S.O.B. 9,2.

Suites de couches : délivrance normale, neuf heures après l'accouchement ; suites apyrétiques. L'enfant est bien développée.

OBSERVATION LV

Age : 22 ans.
I-pare.
Elevée au sein par sa mère.
Date d'entrée à la clinique : 6 février 1908.
Date de sortie : 21 février 1908.
Premiers pas à 3 ans.
Grossesse actuelle :
Dernières règles le 15 mai 1907.

Etat du bassin : bon, normal.

Forme générale : ?

Accouchement. — Début des douleurs le 6 février, à 3 heures de l'après-midi.

Rupture de la poche des eaux le 5 février, à 6 h. 30 du matin.

Dilatation complète pendant l'intervention.

Présentation et position : O.I.D.P.

Intervention : début le 6 février 1908, à 9 heures du soir.

Terminaison à 9 h. 20.

Force maximum : 12 kilos.

La tête au détroit supérieur : mobile.

Modalités de l'intervention : le forceps a été décidé par l'état de souffrance de l'enfant. Les bruits du cœur étant fortement ralentis, à 112, et la dilatation à 5 centimètres, on fit de la dilatation artificielle. La résistance a été donnée par le bassin plus que par le col.

L'enfant : garçon.

Etat à la naissance : mort apparente ; ranimé au bout de vingt minutes.

Soins : bain ; respiration artificielle.

Poids : 3.240 grammes.

Diamètres de la tête : O.F. 11,5 ; B.P. 8,8 ; S.M. 14 ; S.O.B. 7,9.

Suites de couches : apyrétiques pour la mère (au septième jour élévation thermique de galactophorite). L'enfant s'est très bien développé et quitte le service en bon état.

OBSERVATION LVI

Age : 16 ans.

I-pare.

Elevée au sein par sa mère.

Date d'entrée à la clinique : 4 février 1908.

Date de sortie : 1er mars 1908.

Maladies antérieures : néant.

Grossesse actuelle :

Dernières règles : 29 mai 1907.

Remarques : grossesse bien supportée ; hauteur utérus, 35 centimètres.

Etat du bassin : arc antérieur à forte courbure. P.S.P. = 11.

Forme générale : bassin généralement rétréci.

Arc antérieur : à forte courbure, redressé.

Sacrum : deux faux promontoires.

Accouchement. — Début des douleurs le 16 février, à 3 heures du soir.

Rupture de la poche des eaux le 17 février, à 3 heures du soir.

Dilatation complète pendant l'intervention.

Présentation et position : O.I.D.P.

Intervention : début le 18 février, à 9 h. 12 du soir.

Terminaison à 9 h. 50.

Force maximum : 12 kilos au dynamomètre.

La tête au détroit supérieur : amorcée.

Modalités de l'intervention : c'est le ralentissement des bruits du cœur à 104 à la minute qui a décidé l'intervention. Les tractions furent faites avec modération. La tête étant en O.I.D.P., la prise faite n'a pas été symétrique.

L'enfant : garçon.

Etat à la naissance : mort apparente.

Soins : ranimé au bout de trente minutes.

Poids : 3.330 grammes.

Diamètres de la tête : O.F. 10 ; B.P. 8,8 ; S.M. 15 ; S.O.B. 9.

Suites de couches : délivrance normale ; suites de couches bonnes pour la mère. Quant à l'enfant, il a présenté un hématome du cuir chevelu avec épanchement sanguin abondant. Cet hématome est incisé le 22 février ; l'enfant meurt quelques heures après. A l'autopsie, aucune fracture du crâne.

Observation LVII

Age : 21 ans.

I-pare.

Date d'entrée à la clinique : 16 février 1906.

Date de sortie : 20 septembre 1906.

Maladies antérieures : fièvre typhoïde à l'âge de 18 ans.

Antécédents obstétricaux : règles très douloureuses, irrégulières.

Grossesse actuelle : 23 mai 1905, vomissement avec douleurs ; soignée longtemps à l'infirmerie du service pour des douleurs lombaires avec urines purulentes (pyélonéphrite). Devant la persistance des douleurs et de la pyurie on décide de pratiquer l'accouchement prématuré.

État du bassin. — Forme générale : bassin aplati et généralement rétréci.

Accouchement. — Début des douleurs le 27 mars, à 4 heures du soir.

Rupture de la poche des eaux le 28 mars, à 10 heures du matin.

Dilatation complète : 28 mars, à 8 h. 30 du soir.

Présentation et position : O.I.G.T., défléchie.

Intervention : début le 28 mars, à 8 h. 30 du soir.

Terminaison à 8 h. 45 du soir.

Force maximum : non notée.

La tête au détroit supérieur : amorcée.

Modalités de l'intervention : forceps avec lacs ; prise mastoïdo-frontale. Tractions de quinze minutes de moyenne intensité.

L'enfant : garçon.

Etat à la naissance : mort apparente, ranimé au bout de quinze minutes.

Poids : 3.280 grammes.

Diamètres de la tête : O.F. 11 ; B.P. 8,8 ; S.M. 13,5 ;
S.O.B. 10,5.

Suites de couches : s'est plainte de douleurs de reins avec
quelques poussées de température qui ont nécessité un séjour
très prolongé dans le service. Sortie en très bon état avec son
enfant.

OBSERVATION LVIII

Age : 31 ans.

III-pare.

Date d'entrée à la clinique : 29 février 1908.

Date de sortie : 11 mars 1900.

Premiers pas à 10 mois.

Maladies antérieures : néant.

Antécédents obstétricaux : premier accouchement chez elle,
très long, terminé par application de forceps ; enfant vivant,
âgé de 5 ans. Deuxième accouchement le 17 mai 1904, à la
clinique, après des applications de forceps faites en ville ;
terminé par un forceps sur un gauche transverse. Enfant
actuellement vivant, pesait 3.395 grammes à cinq semaines.

Grossesse actuelle : bien supportée.

Dernières règles : 12 au 16 mai 1907.

Remarques : n'est pas venue se faire examiner bien qu'on
lui ait recommandé de se faire accoucher à huit mois.

Etat du bassin : P.S.P. = 10,2. promontoire très saillant.

Forme générale : bassin aplati et généralement rétréci à
bon arc antérieur.

Sacrum : un faux promontoire sacré.

Accouchement. — Début des douleurs : 28 février, à 7 heures du soir.

Rupture de la poche des eaux le 28 février, à minuit.

Dilatation complète : arrivée à dilatation complète.

Présentation et position : O.I.G.A.

Intervention : début le 29 février, à 9 h. 05 du soir.

Terminaison à 9 h. 57.

La tête au détroit supérieur : amorcée.

Force maximum : 30 kilos au dynamomètre.

Modalités de l'intervention : cette malade avait déjà subi chez elle deux applications de forceps assez longues ; néanmoins les bruits du cœur fœtal étaient bien perçus pendant l'intervention. *La prise faite fut symétrique.* On a très bien perçu le ressaut dû à l'enfoncement du frontal au moment où la force fut portée à 30 kilos et on allait se décider à la crâniotomie, les bruits du cœur étant presque arrêtés à ce moment. La femme avait refusé la césarienne.

L'enfant : garçon.

Etat à la naissance : cœur bat quelques minutes ; mort.

Soins : enfoncement très marqués du frontal gauche qui appuyait sur le promontoire, enfoncement relevé d'ailleurs immédiatement, en introduisant le bout des ciseaux sous les os.

Suites de couches : apyrétiques ; aucune déchirure vaginale, ni périnéale.

Observation LIX

Age : 35 ans.

II-pare.

Elevée au sein par sa mère.

Date d'entrée à la clinique : 2 mars 1908

Date de sortie : mai 1908.

Premiers pas à 18 mois.

Maladies antérieures : néant.

Antécédents obstétricaux : premier accouchement à la clinique, en 1893, enfant de 2.800 grammes, terminé par un forceps dans l'excavation.

Grossesse actuelle : bien supportée ; a présenté de l'albubine dans les urines.

Dernières règles : 15 juin 1907.

Remarques : ventre très volumineux ; hauteur utérine, 48 centimètres ; tête mobile pendant toute la grossesse.

Déformation du squelette :

Etat du bassin : P.S.P. = 12,3.

Forme générale : bassin transversalement rétréci.

Arc antérieur : légèrement redressé.

Accouchement. — Début des douleurs le 1ᵉʳ avril 1908, à 11 heures du soir.

Rupture de la poche des eaux le 2 avril, à 11 h. 45 du matin.

Dilatation complète pendant l'intervention.

Présentation et position : O.I.D.A.

Intervention : début le 2 avril 1908, à 4 h. 55 du soir.

Terminaison à 5 h. 41.

Force maximum : 25 kilos au dynamomètre.

La tête au détroit supérieur : amorcée, fortement fléchie.

Modalités de l'intervention : l'intervention fut décidée à cause de l'intensité des douleurs et de la souffrance de l'enfant. Les bruits du cœur n'ont plus été perçus au milieu de l'intervention. Cuillers de Levret et lacs. Deux prises furent faites : la première, mastoïdo-frontale, sans résultat ; la deuxième, symétrique.

L'enfant : garçon très volumineux.

Etat à la naissance : mort-né.

Poids : 4.630 grammes.

Diamètres de la tête : O.F.12,6 ; B.P. 9,6 ; S.M. 14,6 ; S.O.B. 9,5.

Circonférence occipito-frontale, 40,5 ; circonférence sous-occipito-bregmatique, 35.

Suites de couches : délivrance normale ; aucune déchirure périnéale, ni vaginale. Température légère à 38°,5. Douleurs dans les mollets.

7 RI

CHAPITRE IV

Analyse des observations.

Nous avons groupé en tableaux les détails importants de nos observations, nous efforçant de mettre en lumière chacune des particularités les mieux en rapport avec notre sujet.

Une série de tableaux nous montre le pronostic comparé des interventions, suivant la force déployée. Nous avons dû diviser nos résultats en deux groupes : observations dynamomètrées à l'appareil; observations où la force a été appréciée de façon moins rigoureuse.

Nous avons établi de même les rapports de la durée des tractions et de la mortalité fœtale (tableau II).

Le tableau III résume les treize observations où le forceps dut être appliqué au détroit supérieur dans des accouchements prématurés artificiels; le tableau IV, la mortalité considérable dans les applications nécessitées par la souffrance de l'enfant.

Nous avons cru devoir indiquer dans les tableaux V et VI les cas d'enfoncement du frontal et les conditions de mort du fœtus.

Enfin, un tableau pronostique de la gravité du forceps au détroit supérieur renseigne sur les résultats obtenus à l'étranger et en France.

A. — OBSERVATIONS AVEC DYNAMOMÈTRE

N°	Durée en minutes	P. S. P.	Bassin	Poids	État de l'enfant		Suite de couches
					Naissance	Suite des couches	

1. — De 1 à 12 kilog.

N°	Durée en minutes	P. S. P.	Bassin	Poids	Naissance	Suite des couches	Suite de couches
14	20 m.	10,3	Aplati.	3240	Vigoureux.	Vivant.	Normales.
41	30 m.	?	?	3800	Vigoureux.	Vivant.	Normales.
42	25 m.	9,7	Génér. rétréci	2680	Mort apparente.	Vivant.	Normales.
46	7 m.	9,9	Apl. génér. rétréci.	2630	Vigoureux.	Vivant.	Normales.
47	30 m.	10,6	?	3920	Etonné.	Vivant.	Normales.
51	20 m.	9,6	Apl. génér. rétréci.	2855	Cyanosé, ranimé.	Vivant.	Normales.
53	7 m.	11	Génér. rétréci	3180	Facil. ranimé.	Vivant.	Normales.
55	20 m.	?	?	3240	Ranimé au bout de 20 m.	Vivant.	Normales.
56	38 m.	11	Génér. rétréci.	3330	Mort apparente hématome du cuir chevelu, incision.	Mort.	Normales.

9 Observations. — Morts fœtales : **1** ; Morts maternelles : **0**.

2. — De 1 à 15 kilog.

N°	Durée en minutes	P. S. P.	Bassin	Poids	Naissance	Suite des couches	Suite de couches
26	15 m.	9,3/4	Apl. génér. rétréci.	2325	Mort-né, procidence du cordon.	Mort.	Normales.
37	25 m.	10,5	Génér. rétréci.	3240	Mort-né.	Mort.	Normales.
38	25 m.	10,2	Apl. génér. rétréci.	1820	Mort-né.	Mort.	Déch. du col, mort.
52	12 m.	11	Apl. génér. rétréci.	3310	Mort appar., hémat. ombil., syphilis.	Mort.	Normales.

4 Observations. — Morts fœtales : **4** ; Maternelles : **1**

3. — De 1 à 20 kilog.

N°	Durée en minutes	P. S. P.	Bassin	Poids	Naissance	Suite des couches	Suite de couches
21	25 m.	10,5	Aplati.	4000	Enfonc. du frontal, redressé.	Vivant.	Normales.
24	45 m.	11	Génér. rétréci.	3690	Bon état.	Vivant.	Normales.
30	?	10,6	Apl. génér. rétréci.	3420	Bon état.	Vivant.	Normales.
36	20 m.	11	B. rond.	3410	Mort apparente, ranimé.	Vivant.	Fièvre guér.
39	12 m.	?	?	3050	Mort au bout de 30 m.	Mort.	Fièv. légère.
44	40 m.	10,4	Apl. génér. rétréci.	3540	Mort apparente.	Vivant.	Normales.
54	30 m.	11,2	Asymétrique.	3310	Faible, ranimé.	Vivant.	Normales.

7 Observations. — Morts fœtales : **1** ; Maternelles : **0**

Nº	Durée en minutes	P. S. P.	Bassin	Poids	Etat de l'enfant		Suite de couches
					Naissance	Sortie	

4. — De 1 à 25 kilog.

Nº	Durée en minutes	P. S. P.	Bassin	Poids	Naissance	Sortie	Suite de couches
28	30 m.	?	?	3080	Vite ranimé.	Vivant.	Normales.
56	38 m.	11	Génér. rétréci.	3330	Hémat. du cuir chev. incision le 2e jour.	Mort.	Normales.

2 Observations. — Morts fœtales : **1** ; Morts maternelles : **0**.

5. — De 1 à 30 kilog.

Nº	Durée en minutes	P. S. P.	Bassin	Poids	Naissance	Sortie	Suite de couches
16	60 m.	11,5	Transv. rétréci.	2220	Mort apparente.	Vivant.	Normales.
17	30 m.	11	Génér. rétréci.	2850	Mort au bout de 10 m. fract. du frontal.	Mort.	Normales.
58	52 m.	10,2	Apl. génér. rétréci.	3550	Mort au bout de 5 m. enfonc. du frontal.	Mort.	Normales.

3 Observations. — Morts fœtales : **2** ; Morts maternelles : **0**.

B. — NON DYNAMOMÉTRÉES

1. — Tractions modérées.

Nº	Durée en minutes	P. S. P.	Bassin	Poids	Naissance	Sortie	Suite de couches
2	10 m.	10,5	Aplati.	3020	Vigoureux.	Vivant.	Normales.
3	30 m.	10,8	Aplati.	2900	Faible.	Vivant.	Féb. guérison.
5	30 m.	10	Apl. génér. rétréci.	3270	Etonné.	Vivant.	Normales.
8	25 m.		Génér. rétréci.	3700	Mort apparente.	Vivant.	Normales.
9	35 m.	9,6	Aplati.	2550	Etonné.	Vivant.	Normales
13	30 m.	9,2	Asymétrique.	2670	Mort apparente.	Vivant.	Normales.
18	15 m.	11,2	Génér. rétréci.	4090	Vigoureux.	Vivpnt.	Normales.
10	30 m.	9,5	Apl. génér. rétréci.	2660	Vigoureux.	Vivant.	Normales.
22	25 m.	11	Aplati.	3070	Vigoureux.	Vivant.	Normales.
29	10 m.	10,8	Génér. rétr.; triang.	?	Faible.	Vivant.	Normales.
31	15 m.	9,4	Aplati.	2640	Etonné.	Vivant.	Normales.
32	?	8,9	Apl. génér. rétréci.	2610	Vigoureux.	Vivant.	Normales.
35(1)	15 m.	9,5	Apl. génér. rétréci.	2520	Vigoureux.	Vivant.	Normales.
43	15 m.	10,3	Apl. génér. rétréci.	2850	Vigoureux.	Vivant.	Normales.
49	30 m.	10,6	Aplati.	3040	Vigoureux.	Vivant.	Normales.

15 Observations. — **15** vivants ; **15** vivantes.

(1 Même malade que n° 19.

N°	Durée en minutes	P. S. P.	Bassin	Poids	État de l'enfant		Suite de couches
					Naissance	Sortie	

2. — Tractions fortes.

N°	Durée en minutes	P. S. P.	Bassin	Poids	Naissance	Sortie	Suite de couches
6	35 m.	10,5	Aplati génér. rétr.	3320	Vigoureux.	Vivant.	Normales.
10	30 m.	9,2	Asymétrique.	2670	Mort apparente.	Vivant.	Normales.
11	30 m.	9 8	Aplati.	2620	Faible.	Vivant.	Normales.
23	10 m.	10,8	Génér. rétr. triang.	?	Faible.	Vivant.	Normales.
25	45 m.	10	Aplati génér. rétr.	2835	Flasque, mort app., enfoncement frontal.	Vivant.	Normales.
27	15 m.	10,4	Génér. rétréci.	3760	Mort apparente.	Vivant.	Normales.
48	25 m.	10,2	Génér. rétr. et apl.	2900	Etonné.	Vivant.	Fébr. Guérison.

7 forceps : **7** vivants.

3. — Très fortes tractions.

N°	Durée en minutes	P. S. P.	Bassin	Poids	Naissance	Sortie	Suite de couches
7	60 m.	?	Un peu rétréci.	3900	Vigoureux.	Vivant.	Normales.
12	60 m.	11 cas.	Légèrem. aplati.	3770	Vigoureux.	Vivant.	Normales.

2 observations : **2** enfants vivants.

RÉSULTATS GÉNÉRAUX

A. — Observations avec dynamomètre.

Nous avons :

De 1 à 12 kilog. — **9** observations : mortalité fœtale, **1**; maternelle, **0**.
Durée : de 7 à 38 minutes.

De 1 à 15 kilog. — **4** observations : mortalité fœtale, **4**; maternelle, **1**.
Durée : de 12 à 25 minutes.

De 1 à 20 kilog. — **7** observations : mortalité fœtale, **1**; maternelle, **0**.
Durée : de 20 à 40 minutes.

De 1 à 25 kilog. — **2** observations : mortalité fœtale, **1**; maternelle, **0**.
Durée : de 30 à 38 minutes.

De 1 à 30 kilog. — **3** observations : mortalité fœtale, **2**; maternelle, **0**.
Durée : de 30 à 60 minutes.

B. — Non dynamométrées.

Tractions modérés. — **15** observ.: mortalité fœtale, **0**; maternelle, **0**.
Durée : de 10 à 35 minutes.

Tractions fortes. — **7** observations: mortalité fœtale, **0**; maternelle, **0**.
Durée : de 15 à 45 minutes.

Tractions très fortes. — **2** observ.: mortalité fœtale, **0**; maternelle, **0**
Durée : 60 minutes.

Tableau II

RAPPORTS DE LA DURÉE DES TRACTIONS
ET DE LA MORTALITÉ FŒTALE

N°	État de l'enfant	
	à la naissance	à la sortie
1er groupe. — **De 1 à 20 minutes de traction.**		
2	vigoureux.	vivant.
14	étonné.	vivant.
18	vigoureux.	vivant.
23	faible.	ranimé.
26	mort-né.	mort.
27	mort apparente.	vivant.
29	mort apparente.	ranimé.
31	étonné.	vivant.
34	vigoureux.	vivant.
35	vigoureux.	vivant.
36	mort apparente.	ranimé.
39	mort-né.	mort.
43	vigoureux.	vivant.
46	vigoureux.	vivant.
51	cyanosé.	vivant.
52	mort apparente, ranimé.	mort au 3e jour, hémor. ombilicale, hérédo-syphil.
53	cyanosé.	vivant.
54	cyanosé.	vivant.
55	mort apparente.	vivant.
57	mort apparente.	vivant.

20 observations : **3** morts fœtales.

No	État de l'enfant	
	à la naissance	à la sortie

***2e groupe.* — De 1 à 30 minutes de traction.**

No	à la naissance	à la sortie
3	faible.	vivant.
4	vigoureux.	vivant,
5	étonné.	vivant.
8	pâle, vite ranimé.	vivant.
10	mort apparente.	vivant.
11	faible, ranimé.	vivant.
17	mort (fracture frontale).	mort.
19	vigoureux	vivant.
21	vigoureux (fracture frontale)	vivant.
22	vigoureux.	vivant.
28	étonné.	vivant.
37	mort-né.	mort.
38	mort-né.	mort.
41	vigoureux.	vivant.
42	asphyxie bleue.	vivant.
47	étonné.	vivant.
48	étonné.	vivant.
49	vigoureux.	vivant.

18 cas : **3** morts fœtales.

***3e groupe.* — De 1 à 40 minutes de traction.**

No	à la naissance	à la sortie
6	vigoureux.	vivant.
9	étonné.	vivant.
44	mort apparente.	ranimé.
56	mort apparente, ranimé.	Hématome du cuir chevelu, mort au 3e jour.

4 Cas : **1** mort fœtale.

N°	État de l'enfant	
	à la naissance	à la sortie

4e groupe. — **De 1 à 30 minutes de traction.**

N°	à la naissance	à la sortie
1	étonné.	vivant.
15	mort (fracture frontale),	mort.
24	étonné.	vivant.
25	mort (fracture frontale).	mort.
50	vigoureux.	vivant.
59	mort-né.	mort.

6 cas : **3** morts d'enfant.

5e groupe. — **De 1 à 60 minutes de traction.**

N°	à la naissance	à la sortie
7	vigoureux.	vivant.
12	vigoureux.	vivant.
16	mort apparente.	vivant.
33	mort-né.	mort.
58	mort-né.	mort.

5 cas : **2** morts d'enfant.

Tableau III

FORCEPS AVEC ACCOUCHEMENT PROVOQUÉ

Observ. 1. — Forceps facile : enfant vivant.
— 9. — Tractions modérées : enfant vivant.
— 19. — — — enfant vigoureux.
— 23. — — fortes : enfant vivant.
— 24. — — de 20 kilog. : enfant vivant.
— 29. — — modérées : enfant vivant.
— 31. — — — — —
— 32. — — — — —
— 35. — — — — —
— 37. — — de 15 kilog. : enfant mort-né ; mort de la mère.
— 38. — — — enfant mort-né.
— 42. — — de 12 kilog. : enfant vivant.
— 51. — — — — —

Sur **13** accouch. prématurés : **2** morts fœtales ; **1** mort maternelle.

Tableau IV

FORCEPS POUR SOUFFRANCE DE L'ENFANT

Observ. 26. — Procidence du cordon : enfant mort.
— 39. — Enfant mort au bout de 30 minutes.
— 50. — Enfant vigoureux.
— 52. — — mort.
— 53. — — vivant.
— 55. — — —
— 56. — — mort.
— 59. — — mort.

Sur **8** forceps pour souffrances d'enfant, **5** morts.
Mortalité fœtale : 62,5 °/₀.

Tableau V

LES ENFONCEMENTS DU FRONTAL

Observ. 15. — Enfant mort, tractions non notées.
— 17. — — — — de 30 kilog.
— 21. — — vivant, redressé facilement, tractions de 20 kilog.
— 25. — — mort, relevé chirurgical, tractions fortes.
— 32. — — vivant, non redressé, tractions modérées.
— 33. — — mort, redressé, tractions non notées.
— 58. — — mort-né, redressé, tractions de 30 kilog.

Sur nos **59** observations : **7** enfoncements du frontal avec **5** morts.

Il serait intéressant de connaitre les résultats éloignés de ces enfonce-ments, contentons-nous de citer la remarque de M. Broca, à propos de l'observation de M. Bouffe de Sainte-Blaise signalée dans notre intro-duction :

« Dans son observation, M. Bouffe signale la manière remarquable dont l'enfoncement si énorme d'abord, se relève spontanément. D'après ce que nous apprennent les enfoncements de forceps, nous n'en sommes pas trop surpris et nous pouvons même espérer le relèvement complet. Une seule fois, il y a une douzaine d'années, j'ai dû relever opératoire-ment un enfoncement fronto-pariétal gauche, dû au forceps, car de lui-même, au bout de quinze jours environ, il ne s'améliorait pas. Si je parle de ce cas, c'est parce que j'ai revu cet enfant, par hasard, il y a quelques mois ; *son développement cérébral est excellent* et l'os s'est régénéré dans toute l'étendue de la perforation, car j'avais dû réséquer assez largement les pointes osseuses enfoncées en étoile. La dure-mère n'avait pas été déchirée: »

MORTS D'ENFANTS

Obs. 15. — Tractions non mesurées, durée de 50 minutes, enfoncement du frontal.

— 17. — Tractions de 30 kilog., durée de 30 minutes, enfoncement du frontal.

— 25. — Tractions non mesurées, fortes, durée de 45 minutes, enfoncement du frontal.

— 26. — Tractions de 15 kilog., durée de 15 minutes, procidence du cordon.

— 33. — Tractions non notées, durée de 1 heure, enfoncement frontal.

— 37. — Tractions de 15 kilog., durée de 25 minutes, 3240 gr., mère morte de déchirure du col.

— 38. — Tractions de 15 kilog., durée de 25 minutes, 1,820 gr., accouchement prématuré.

— 39. — Tractions de 20 kilog., durée de 12 minutes, 3,050 gr., souffrance de l'enfant.

— 52. — Tractions de 15 kilog., durée de 12 minutes, 3,310 gr., souffrance de l'enfant.

— 56. — Tractions de 12 kilog., durée de 38 minutes, 3,330 gr., souffrance de l'enfant.

— 58. — Tractions de 30 kilog., durée de 52 minutes, 3,550 gr., enfoncement du frontal.

— 59. — Tractions de 25 kilog., durée de 46 minutes. 4,630 gr., souffrance de l'enfant.

12 morts sur **59** observations = 20,3 °/₀.

Causes de la mort : 5 enfoncements du frontal; 1 mort au bout de deux jours, hémorragie ombilicale et ulcérations palatines hérédo-syphilitique; 5 souffrances d'enfant; 1 prématuré de 1,820 gr.

Tᴀʙʟᴇᴀᴜ VII

TABLEAU PRONOSTIQUE

Auteurs	Nombre de cas	Pourcentage de fréquence.	Mortalité maternelle	Mortalité fœtale	Remarques (Instrument employé)
Toth.	34 cas.	34 : 7775 = 0,4 °/₀	°/₀ 2,9	°/₀ 20,5	Forceps de Breus, Tarnier, Hohl, Nægelé.
Clemens.	—	—	11,0	22,0	Tarnier.
Stuhl.	a) Klinik. 14 cas.	14 : 6401 = 0,2 °/₀	13,0	50,0	
	b) Poliklinik. 62 cas.	62 : 15171 = 0,4 °/₀	6,5	30,0	
Dimitrieff.	163 cas.	—	0,0	26,4	
Schick.	9 cas.	9 : 106 = 8 5 °/₀	11,1	56,1	Forceps de Brons.
Wahl.	19 cas.	19 : 7322 = 0,25 °/₀	0,0	21,0	
Schmid	13 cas.	13 : 156 = 8,3 °/₀	15,5	38,4	
Nagel.	28 cas.	?	3,6	28,5	
Lepage.	22 cas.	?	0,0	13,6	Forceps de Tarnier-prise symétrique.
Voron* Clinique obstétricale de 1890 à 1900.	94 cas.	94 : 8629 1,09 °/₀	1,07	15	Forceps de Levret avec lacs.
Jossorand.	30 cas.	. ?	7,43	23	Forceps de Levret avec lacs.
Clinique obstétricale de Lyon, de 1900 à 1908.	59 cas.	59 : 8386 = 0,71 °/₀	1,62	20,3	Forceps de Levret avec lacs.

* La statistique de M. Voron indique les résultats des forceps faits à la clinique de Lyon de 1890 à 1900, et notre statistique personnelle, ceux de 1901 à mai 1908. Le pourcentage total de mortalité fœtale sur 153 applications est donc d'environ 17 °/₀.

CONCLUSIONS

I. — *Le forceps* au détroit supérieur ne doit pas être rejeté *a priori* :

Affranchi de règles précises, c'est une opération aveugle et, par conséquent, dangereuse.

Soumis à ces règles, il devient une opération méthodique et à dangers limités et connus.

II. — L'emploi du dynamomètre adopté par Fochier permet une limitation précise de la force employée et empêche les tractions dangereuses; l'autre facteur important étant la durée de l'intervention.

III. — *Fochier* admettait la traction sans danger pour la mère jusqu'à 50 kilogr.; M. Fabre, envisageant seulement la survie de l'enfant, conseille de ne pas dépasser 30 kilogr. en tractions discontinues et pendant moins de 20 minutes.

IV. — Cette limite dépassée, le forceps au détroit supérieur est contre-indiqué, surtout s'il n'y a pas descente de la tête.

V. — *La mortalité* fœtale observée (20,3 %) est surtout due à des tractions dépassant 25 kilogr., et à l'état de souffrance de l'enfant au moment de l'intervention.

VI. — *Enfin*, la mortalité maternelle dans les cas de traction limitée à 50 kilogr. s'élève à 1,62 %, mortalité faible pour une opération d'urgence.

BIBLIOGRAPHIE

CHAMPETIER DE RIBES et BOUFFE DE SAINTE-BLAISE. — Inclinaison de la
tête fœtale sur le pariétal antérieur. Enfoncement du crâne
pendant le travail. *In* Annales de gynécologie et d'obstétrique,
Paris, mars 1908.

FABRE et TRILLAT. — De la limitation de la force dans les applications
de forceps au détroit supérieur. Nécessité de l'emploi du dynamomètre. Réunion obstétricale de Lyon, avril 1908.

A. FOCHIER. — Sur la force de traction dans les applications de forceps. Notes d'obstétrique *in* Lyon Médical, 1879, t. II, p. 5.

C. JOSSERAND. — Des applications de forceps au détroit supérieur.
Sur les présentations du sommet dans les bassins rétrécis.
Thèse Lyon, mars 1908.

LITZMANN. — L'accouchement dans les bassins rétrécis.

J. VORON. — De la traction manuelle par les lacs dans les applications de forceps (traction sur les deux lacs, traction unilaté-
rale). Thèse Lyon, 23 novembre 1900.

www.ingramcontent.com/pod-product-compliance
Ingram Content Group UK Ltd.
Pitfield, Milton Keynes, MK11 3LW, UK
UKHW020329180726
13839UKWH00002B/618